糖耐量受损中西医防治问答

主编 刘尚建 张萌 荆鲁

全国百佳图书出版单位
中国中医药出版社
·北 京·

图书在版编目（CIP）数据

糖耐量受损中西医防治问答/刘尚建，张萌，荆鲁
主编.—北京：中国中医药出版社，2021.12
ISBN 978-7-5132-7318-3

Ⅰ.①糖⋯　Ⅱ.①刘⋯　②张⋯　③荆⋯　Ⅲ.①糖尿病—
中医治疗法—问题解答　Ⅳ.① R259.871-44

中国版本图书馆 CIP 数据核字（2021）第 241262 号

中国中医药出版社出版

北京经济技术开发区科创十三街 31 号院二区 8 号楼
邮政编码　100176
传真　010-64405721
河北品睿印刷有限公司印刷
各地新华书店经销

开本 880×1230　1/32　印张 4.75　字数 97 千字
2021 年 12 月第 1 版　2021 年 12 月第 1 次印刷
书号　ISBN 978-7-5132-7318-3

定价　36.00 元
网址　www.cptcm.com

服务热线　010-64405510
购书热线　010-89535836
维权打假　010-64405753

微信服务号　zgzyycbs
微商城网址　https://kdt.im/LIdUGr
官方微博　http://e.weibo.com/cptcm
天猫旗舰店网址　https://zgzyycbs.tmall.com

如有印装质量问题请与本社出版部联系（010-64405510）
版权专有　侵权必究

《糖耐量受损中西医防治问答》编委会

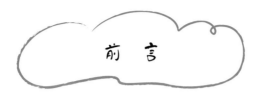

前　言

　　糖尿病是严重威胁人类健康的世界性公共卫生问题。目前，在世界范围内，糖尿病的患病率、发病率急剧上升。2017 年全球糖尿病患者高达 4.25 亿，2045 年预估将增加到 6.29 亿。30 多年来，在我国经济高速发展、生活方式改变和老龄化问题加重等多种因素的驱动下，我国糖尿病患病率呈逐年快速增长趋势。最新流行病学表明中国糖尿病患病率高达 11.2%，全球排名第一。在《健康中国行动（2019—2030）》提出的 15 项重大专项行动中，糖尿病防治是其中的关键一环。全球范围内，每 6 秒钟就有一人死于糖尿病，而我国每年因糖尿病死亡的人数高达 300 万。糖尿病目前难以治愈，一旦患病只能终身服药，并且发病年龄越来越趋于年轻化。

　　众所周知，糖尿病及其引发的各种并发症会对人体健康产生巨大危害。面对这个问题，越来越多的学者开始关注糖尿病前期病变。糖耐量受损是糖尿病前期非常重要的病理阶段。研究证实，糖耐量受损人群中有 15% 最终将发展为糖尿病。如果这类人群能够提早进行自我健康管理及干预，则可以显著降低糖尿病的发病率。

一、科普教育是基础

糖尿病前期是糖尿病发展过程中的黄金窗口期。糖尿病前期的管理是一个非常重要的环节。因此，对于糖尿病前期患者和有可能进展为糖尿病的人群进行有效的健康教育是非常必要的。让公众对糖尿病所带来的危害有足够的认识，并使其充分了解在糖尿病前期管理过程中各种治疗的目的和必要性，可以极大程度地提升其依从性，让各种治疗方案能够顺利推进。可以说，良好的患者教育是糖尿病全程管理的基础。

二、关注血糖监测

血糖监测是了解患者血糖情况最为有效的手段，尤其是家庭血糖仪监测可以帮助患者随时知晓血糖水平，便于医生及时调整治疗方案。对于糖耐量受损患者来说，初始血糖的控制效果会在极大程度上影响整个血糖管理过程及远期预后，早期血糖控制不佳可能会加剧血管损伤，至中后期出现相应症状时，相关因素多数已经不可逆转。因此，我们需要认识到早期血糖管理和检测的重要性，使血糖及早达标，最大限度地延缓糖尿病进展及相关并发症的产生。

三、全面综合干预

导致糖耐量受损的原因相当复杂，在管理过程中，要积极采用慢病管理处方，即药物处方、戒烟限酒处方、运动处方、心理（睡眠）处方、营养处方。只有通过综合全面的干预和管理，才能真正对血糖水平做到有效控制，从而最大限度地降低糖耐量受损进展为糖尿病的风险。

本书向读者介绍糖耐量受损的成因以及对人体的潜在危害，综合中医学与西医学最新的优秀研究成果，发挥中医学"治未病"优势，与读者分享降糖实用知识。希望通过本书能让更多人了解并重视糖尿病病前状态，学会糖尿病前期自我健康管理及预防保健知识，以期达到未病先防、既病防变的目的，从而提高人们的健康水平和生活质量。

本书出版，得到国家重点研发计划项目"基于中医体质学和主被动相结合的健康状态干预及管理技术研究——临界高血压和糖耐量异常干预技术的临床评价研究"（2019YFC1710101）资助。

编者

2021 年 9 月 10 日

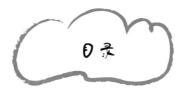

目录

基础知识篇

临床诊断篇

干预治疗篇

生活调理篇

附 录

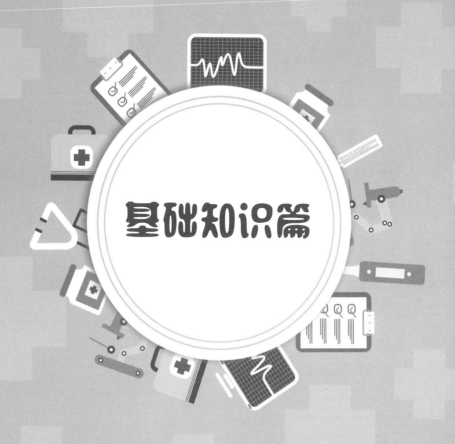

基础知识篇

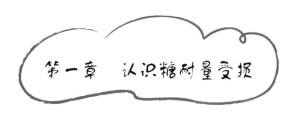

第一章 认识糖耐量受损

一、什么是糖耐量受损

糖耐量通俗来说就是人体对葡萄糖的耐受能力。糖耐量受损（IGT）是指口服一定量（75g 无水或 82.5g 含水）葡萄糖后，血糖超过正常水平但是未达到糖尿病诊断标准，介于正常人与糖尿病之间的一种中间状态，是人体对糖的转化能力下降的表现，又称糖耐量异常或糖耐量减低。目前临床上诊断糖耐量受损采取世界卫生组织（WHO）1999 年糖代谢状态分类标准，是指空腹血糖 < 7.0mmol/L，同时 75g 标准的口服葡萄糖耐量试验（OGTT）试验 2 小时，静脉血浆葡萄糖 ≥ 7.8mmol/L，但是 < 11.1mmol/L。

二、糖耐量受损是病吗

糖耐量受损是糖代谢紊乱的代偿性阶段，虽然机体对糖的代谢已经出现了异常，但是还没有达到糖尿病的标准，往往没有典型的临床症状，只是体检时才偶然发现血糖异常，所以多数情况下还不作为疾病去诊断。虽然糖耐量受损不被看作是一种疾病，但其对人体健康造成的伤害却不容小觑。

糖耐量受损之所以出现，是因为患者体内的胰岛素受到了抵抗，其体内分泌的胰岛素数量并不少，但是在肌肉、脂肪等组织中存在着抵抗胰岛素发挥作用的抗体，抑制胰岛素正常发挥作用，从而不能有效转化血糖，致使原本正常量的胰岛素无法维持正常血糖水平，最终导致血糖升高。

此外，糖耐量受损还和糖尿病一样会引发血管并发症，比如肾脏病、视网膜病变等微血管并发症，冠心病、高血压、脑血管意外等大血管并发症。当然，糖耐量受损毕竟不是糖尿病，所以这类人群患微血管并发症的概率较糖尿病小很多，大血管并发症的病情也相对较轻，经过及早干预和积极有效的治疗，多数可以缓解。因此，对糖耐量受损人群病情的干预以及并发症的防治全关重要，值得引起注意。

三、糖耐量受损的发病率高吗

随着现代物质生活水平的提高，糖尿病目前已成为威胁人类生存发展的重大健康问题，2017年全球糖尿病患者高达4.25亿，2045年预估将增加到6.29亿。中国糖尿病发情况同样不容乐观，最新流行病学表明中国糖尿病患率高达11.2%，全球排名第一。糖耐量受损是糖尿病尤其是2型糖尿病发病的必经阶段，往往被看作是糖尿病的前期。根据国际糖尿病联盟数据显示，2013年全球糖耐量异常（IGT）的患病率为6.9%，共有患者3.16亿；预计到2035年，这一数字将增加到4.71亿。我国的研究结果也表明，如不进行干预，每年约有7%的糖耐量受损患者将转化为2型糖尿病。可以说糖耐量受损人群是一支人数庞大的糖尿病"后备军"，采取有效的治疗方法开展糖耐量受损的防控至关重要。

四、糖耐量受损会遗传吗

糖耐量受损和糖尿病都属于慢性疾病,在严格意义上不能算是遗传性疾病。遗传性疾病是指精子和卵子里携带有病基因,然后传给子女并引发疾病,并且这些子女结婚后还会把病传给下一代。这种代代相传的疾病,医学上称为遗传病。典型遗传性疾病有:单基因遗传,如多指、红绿色盲;多基因遗传,如哮喘病;染色体遗传,如先天愚型。

但糖耐量受损和糖尿病是具有遗传倾向的,这也是医生要问家族史的原因。有些糖尿病,如青少年发病的成年型糖尿病和基因突变(MODY)可能会有三代遗传。但是对于最常见的 2 型糖尿病,我们所说的遗传,确切地说是指遗传倾向,而不是真正的遗传性疾病。2 型糖尿病是遗传基因和多种因素相互作用的结果,环境、饮食、生活以及精神因素都很重要,缺一不可。即使父母有糖尿病,后代如果有良好的生活方式,也可能不会得糖尿病。糖耐量受损患者在妊娠期间需要合理地控制血糖,只要妊娠期血糖处于正常范围,排除其他因素的影响,也不会遗传给下一代,所以不必恐慌。

五、糖耐量受损主要有什么临床症状

糖耐量受损属于糖尿病前期的一种,临床表现不似糖尿病典型,容易被人们忽视,一般通过体检才能得知。中医上讲"有诸内必形诸外",即人的身体内部有了问题,一定会在身体外部表现出来。糖耐量受损人体内部调节糖分的机制已经出现异常，所以人体外部也必然有所表现。但糖耐量受损的临床症状因人而异，了解糖耐量受损的临床表现，警惕这些危险信号，可以帮助我们及早重视，采取措施，防患于未然。那么糖耐量受损有哪些症状呢?

1. 多饮、多食、多尿

多饮、多食、多尿是糖尿病最典型的三大症状，如果您发现自己这段时间变得能吃能喝，而且小便次数也增加了许多，这很有可能就是糖耐量受损的表现。

2. 体重异常

糖耐量受损患者多伴有肥胖，尤其多见腹型肥胖。这是因为肥胖者体内对胰岛素的敏感性降低，从而容易引起糖耐量减低。也有部分患者在糖耐量受损期间体重会稍有下降，这是因为患者体内血糖升高，身体不能正常吸收能量所导致的。

3. 皮肤瘙痒

有些患者体内血糖升高的时候，皮肤会出现不同程度的瘙痒，这是身体中血糖值一时无法恢复正常的表现。除了皮肤瘙痒，有些患者还可能出现外阴瘙痒等症状。

4. 视力模糊

当患者糖耐量出现异常的时候，还有可能出现视力下降的情况。而其中最常见的是视力模糊，但是这一情况并不会持续很久。

5. 困倦乏力

胰岛素敏感性下降，血糖不能得到有效利用，切断了体内的能量供应，从而产生乏力、容易犯困的现象。

6. 脱发

糖耐量受损患者体内处于慢性高血糖状态，若长期得不到纠正，容易造成营养不良性脱发。

7. 其他症状

糖耐量受损患者还可表现为情绪紧张、经常上火、便秘、心慌，甚至出现低血糖等症状。

六、糖耐量受损为什么很容易漏诊

糖耐量受损是糖尿病前期阶段，首先糖尿病"三多一少"的典型症状表现往往并不明显，所以不会引起重视，患者也就不会去医院检查。其次，多数糖耐量受损患者表现为空腹血糖正常，单纯餐后血糖升高，而常规体检只检测空腹血糖而不查餐后血糖，这就造成了糖耐量受损患者被漏诊。最后，糖耐量试验是确诊糖耐量受损的唯一方法，但临床上许多患者因为该试验等待时间长、检验方式复杂及对试验认识不充分等而拒绝该检查，从而造成漏诊。

七、糖耐量受损有什么危害

糖耐量受损是正常人向糖尿病病人的过渡阶段，通常被认为是糖尿病的早期信号。糖耐量受损还不是糖尿病，但此时患者的胰岛功能已经受到损伤，要比正常人更容易发生糖尿病。有资料表明：糖耐量受损人群发生糖尿病的概率为正常人群的100倍，同时糖耐量受损的患者发生心血管事件（如心肌梗死、冠心病、心绞痛、脑梗死、高血压病、眼底动脉硬化）及肾脏病变的风险高于正常人，同时还大大增加了恶性肿瘤发生的风险，所以千万不可掉以轻心。

八、糖耐量受损怎么预防

1. 注意饮食调节，合理饮食

糖耐量受损患者大多由于不注意控制饮食甚至暴饮暴食，最终发展为糖尿病，所以日常生活中饮食调控非常重要。肥胖者应限制热量摄入，如：注意减少米饭等碳水化合物的摄入；减少食物脂肪，特别是动物脂肪的摄入量；增加维生素和纤维素等的摄入；同时应戒除烟、酒。这些方法对改善糖耐量有较好的效果。具有调节血糖作用的食品有苦瓜、南瓜、冬瓜、洋葱、大蒜、山药、菠菜、芹菜、银耳、鳝鱼等。

2. 适量运动，有助于降糖

世界卫生组织建议，糖耐量受损患者可通过"三五七方案"帮助治疗。"三五七方案"是什么呢？三：每天步行3千米，时间在30分钟以上；五：每周运动不少于5次；七：运动量以运动后的心率加年龄为170次适宜。运动中以有出汗而不大汗淋漓、不大喘气为宜。

3. 定时监测血糖，及时干预

没有高血压合并症的糖耐量受损者，至少每半年全面检查1次，包括空腹和餐后2小时血糖、糖化血红蛋白水平或糖耐量试验、胰岛素功能试验等。如果合并高血压、高血脂，至少每3个月对血糖状况全面检查1次，以便调整治疗。

4. 注重心理调节

心理调节对改善糖耐量受损也具有重要的作用。糖耐量受损者要保持积极平和的心态，保证充足的睡眠，选择健康的生活方式。

九、糖耐量受损可以治愈吗

糖耐量受损虽然不是糖尿病，但患者的胰岛功能已经不正常，其转归一般有三种：一是通过积极干预恢复正常，二是维持现有状态不变，三是进展成为糖尿病。糖耐量受损是糖代谢紊乱的代偿阶段，属于可逆阶段，如果防治得当，完全可以治愈，不能治愈的患者病情也能够得到延缓发展。

十、糖耐量受损的治疗目标是什么

从糖耐量受损的三种转归可见，治疗的目标有三个：一是改善血糖调节的失衡状态，帮助糖耐量受损患者的血糖水平恢复到正常值；二是延缓糖耐量受损向糖尿病阶段进展，防止各种并发症的产生；三是提高糖耐量受损者的生活质量，如缓解肥胖、乏力、口干口渴、情绪烦躁等不适症状。

十一、糖耐量受损和糖尿病的关系

糖耐量受损和糖尿病均是机体处于慢性高血糖状态的一类疾病，两者都向一个方向发展，一个轻，一个重，前者是后者的危险信号。糖耐量受损被称为糖尿病前期，但两者又存在很大的区别，通过干预，糖耐量受损可以恢复正常，而糖尿病却难以治愈。我们常说，糖尿病是"一生得一次，一次管终身"。目前，对于糖尿病尚无治愈的方法，只能控制，而且会出现许多并发症，如糖尿病肾脏疾病、糖尿病周围神经病变、糖尿病视网膜病变、糖尿病足等。因此，我们要抓

住糖耐量受损这一高度可逆的时期，积极治疗，以防进一步
发展为糖尿病，降低人们的生活质量。

十二、什么是疾病前状态

疾病前状态即病前状态，属于中医学"未病"范畴，也
就是西医常说的"亚健康"，是指人体介于健康与疾病的中
间状态。处于疾病前状态者，没有达到健康的标准，其生化
指标或临床表现也不符合现代医学有关疾病的临床或亚临床
诊断标准，表现为一定时间内的活力下降、功能和适应能力
减退。病前状态是客观存在的，例如高血压病的临界高血压
（又称为高血压前期）、糖尿病中的糖尿病前期、血脂升高等，
都属于病前状态。

疾病是一个"孕育"的过程，根据疾病的发生发展规律，
任何疾病都应该有其相应的病前状态。在疾病发生之前，有
许多人在不同程度上处于这个状态。他们有时接近健康，有
时接近疾病；有的因症状不突出而被忽略，一旦进入疾病期，
预后就会变差；还有的在病前状态已经影响自身的生活质量。
2015 年公布的《中国人健康大数据》显示，我国居民亚健康
人群占 76%。研究表明，长期处于亚健康状态容易导致代谢
性疾病、恶性肿瘤、心血管疾病、消化及呼吸系统疾病等。
亚健康的发生可能与人类的生活方式、社会环境及生态环境
的变化密切相关。随着社会竞争越来越激烈，日趋增加的生
存压力打破了人体的生理功能与社会压力之间的平衡，长此
以往则导致内分泌及神经系统功能紊乱、微循环紊乱、心理
失衡以及机体抵抗力下降，如此形成恶性循环，机体就从健

康状态转为亚健康状态，最终发展为疾病。

现代医学研究取得了一系列重大的突破，对于延长人的寿命、减少疾病的发生和降低死亡率起了重要作用。但临床仍有一些严重威胁健康和生存的慢性疾病无法做到根治，只能控制或者缓解，加之生活质量提高，迫使人们对健康关注的焦点转移到了疾病前状态。早在20年前，世界卫生组织（WHO）的专家们就指出，21世纪的医学重心将是对病前状态的干预和对疾病的有效防范，并预测20世纪有85%的医生从事临床诊断治疗工作，而到21世纪将需要85%的医生从事关注病前状态的工作。许多疾病就像向前行驶的列车，一旦启动，往往只能向前行进，无法调头，所不同的是行进速度的快慢。而疾病前状态不一样，其具有高度可逆性、可控性，若及时诊断并有效地干预，对于预防疾病和恢复健康都具有重要意义。

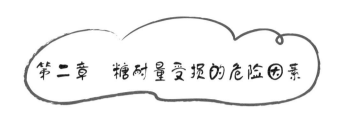

第二章　糖耐量受损的危险因素

一、糖耐量受损与哪些因素相关

糖耐量受损危险因素尚不明确，与糖尿病较为相似，除年龄、家族史、疾病史等固定因素外，主要与患者不良生活方式及肥胖、超重、腰围增加等密切相关。近年来，我国不同地区均有对于糖尿病前期患者危险因素的调查研究：一项对北京地区糖尿病前期人群7年的追踪调查显示，腰围增加是糖尿病前期的主要危险因素；年龄、肥胖是西藏藏族人群糖尿病前期的危险因素；年龄和腰围增加是广州地区人群糖尿病前期的危险因素；年龄、腹型肥胖为吉林省成年常住居民糖尿病前期患病的危险因素；此外，甘肃、上海、天津、重庆等地均对本地区居民糖尿病前期的危险因素进行了调查分析，结果显示主要危险因素为年龄、超重、腰围增加、糖尿病家族史。总之，大多数危险因素是可以控制的，可通过合理饮食、积极锻炼、减轻体重等措施进行有效预防。

二、饮酒和糖耐量受损有关吗

我们都知道胰岛素是降糖的，但过量饮酒会影响胰岛素发挥作用。就像我们电视屏幕接收信号一样，胰岛素要发挥降血糖作用，也需要通过一条特异性信号通路，将胰岛素的信号传导到细胞内。而过量饮酒可以影响这个通路中的多个环节，从而影响胰岛素发挥正常作用。

此外，过量饮酒也会影响糖代谢。肝脏是人体重要的消化器官，在维持正常葡萄糖浓度方面起着重要作用。当从肠道吸收入血液的葡萄糖浓度增高时，肝脏即将其合成肝糖原贮存起来；当血糖浓度下降时，肝糖原分解产生的葡萄糖释放入血，以维持血糖水平的稳定。据研究，酒精和其代谢产物乙醛影响肝脏的糖代谢，过量饮酒会造成糖代谢紊乱，引发糖耐量受损。

过量饮酒会引起胰岛氧化损伤，使得胰岛细胞凋亡，导致胰岛功能受损。如果胰岛分泌的胰岛素绝对或相对缺乏，就会引起血中葡萄糖浓度升高。

过量饮酒会加速糖耐量受损的进展，所以在生活方式上医生一直强调限酒。虽然适量饮酒具有通畅血脉、活血化瘀、祛风散寒等好处，但莫要贪杯。

三、吸烟和糖耐量受损有关吗

美国学者对 18 ～ 30 岁年轻人群统计发现，无论主动吸烟还是被动吸烟均能增加年轻人发展成糖耐量受损的风险，实验数据显示，被动吸烟者出现糖耐量受损的比例可高达11.5%。这不仅证实了吸烟与糖耐量受损、糖尿病的发生密切相关，而且也提醒了我们另一个新的危险因素，即被动吸烟。

那吸烟是如何引起糖耐量受损的呢？①烟叶不完全燃烧

会产生有毒、有害的物质，主要有尼古丁、一氧化碳、焦油等，这些物质会破坏人体脏器细胞，比如调节人体血糖的胰腺，当胰腺功能受损后，其分泌胰岛素的功能就会减弱，从而增加糖耐量受损的风险。②烟草中还有一种天然成分——去甲烟碱，会使血管收缩、痉挛，血供减少，组织缺血、缺氧，也会刺激肾上腺素的分泌，导致血糖、血压升高，破坏血糖的稳定。③吸烟可明显加重腹型肥胖，其原因可能是吸烟能增强肝脂酶活性，影响内分泌激素变化，引起脂代谢紊乱，导致脂肪组织重新分布而致腹型肥胖。④吸烟加重脂代谢紊乱，其原理可能与烟草中尼古丁使脂肪组织氧化分解加速，刺激肝细胞大量生成总胆固醇（TC）、甘油三酯（TG）和低密度脂蛋白胆固醇（LDL-C），以及抑制肝脏微粒体合成有关。⑤吸烟可加重高胰岛素血症。其原因可能与尼古丁会对肝细胞、肌细胞、脂肪细胞及胰岛素受体产生毒性抑制作用有关。

四、年龄和糖耐量受损有关吗

人体各器官的功能会随着年龄和健康状况不断变化，在28～32岁之间，各器官的功能应该处于最佳状态，随着年龄的增加，各器官的功能会逐渐衰退，胰岛功能或机体对胰岛素敏感性同样如此。胰岛素是由胰岛β细胞所分泌的降血糖激素，随着年龄的增长，胰岛β细胞的功能也日渐衰退，细胞内控制细胞功能的遗传开关便不能像年轻时那样有效地感受外界信号、执行分泌胰岛素的功能。有研究对907例糖耐量受损患者的相关因素进行分析，结果显示糖耐量异常组的平均年龄均明显高于糖耐量正常组，提示年龄为糖耐量受损的危险因素。临床也多见有糖耐量受损的患者在恢复健康之后，会因年龄的增加而复发。虽然糖耐量受损的发生与年龄有近似正相关的关系，但如果积极防治，便可改变这一现象。

五、BMI 和糖耐量受损有关吗

身体质量指数（BMI）是国际上常用的衡量人体肥胖程度和是否健康的重要标准。有研究表明，糖耐量受损程度与BMI 呈独立正相关关系。随着 BMI 值增加，患糖耐量受损的风险也增加。BMI 越高说明肥胖程度越重。而肥胖是发生糖耐量受损的重要因素，肥胖者多呈胰岛素抵抗，其过多的游离脂肪酸能抑制血浆中的葡萄糖进入组织细胞，使胰岛素促进糖代谢的作用降低，从而产生胰岛素抵抗。肥胖越重，胰岛素抵抗越明显。

六、感染和糖耐量受损有关吗

糖耐量受损的患者机体处于高血糖状态，若长期得不到纠正，会导致机体免疫功能降低、血液循环障碍，当细菌、病毒、化学毒素等侵害机体时，机体反应能力较正常人减弱，因而容易发生感染。另外，糖耐量受损患者体液的高糖环境有利于细菌产生和繁殖，尤其是呼吸道、泌尿道、皮肤和女性外阴等部位，易引起链球菌、大肠杆菌、肺炎球菌和念珠菌等感染。

七、甲状腺功能异常和糖耐量受损有关吗

甲状腺功能异常及糖耐量受损均属于内分泌疾病，且两者会同时存在。有研究发现在甲状腺功能亢进的患者中约50%存在糖耐量受损，2%～3%的患者会发展成糖尿病。除控制血糖的主要激素胰岛素外，甲状腺激素也对体内葡萄糖代谢平衡起重要作用。

当人体内甲状腺激素分泌过多时，代谢旺盛，这时候会加快胃的排空及肠道的吸收，这样就导致餐后高血糖的出现。而肝脏作为我们糖原储存的仓库，在甲状腺激素分泌增多时糖原供给增加，也就是医学中所说的肝糖异生及糖原分解增加，从而引起血糖升高。甲状腺激素除了对脏器的糖代谢有影响外，还会影响人体的骨骼肌及脂肪组织，导致糖的利用加快，生成增多。

大量研究表明，长期甲状腺激素分泌过多会引起糖耐量受损，导致胰岛素抵抗。长期严重的甲状腺毒症还可能对胰腺造成不可逆转的损害，并且甲状腺毒症合并糖尿病的患者更容易发生酮症。总而言之，甲状腺激素水平变化对机体葡萄糖代谢有重要影响，临床上对甲状腺功能亢进患者应筛查血糖及脂质代谢。同样糖耐量受损患者应筛查甲状腺功能，纠正甲状腺功能亢进状态，从而维持机体葡萄糖稳态。

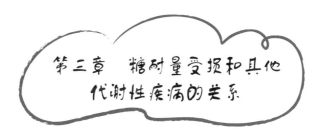

第三章 糖耐量受损和其他
代谢性疾病的关系

一、糖耐量受损合并高血压

高血压是指血液在流动时对血管壁造成的侧压力高出正常值。在安静状态下，非同日三次测量收缩压（高压）均≥140mmHg、舒张压（低压）≥90mmHg者，即可确诊为高血压。随着人们生活水平逐渐提高，我国糖耐量受损合并高血压的发病率日趋增长。当患者长期处于高血糖状态时，可加速动脉硬化的发展，动脉硬化与高血压又有密切关系；反之，当高血压状态长期得不到纠正，通常也会引起机体糖代谢异常。数据显示，约有60%的高血糖患者同时患有高血压，且高血糖人群的高血压患病率是血糖正常人群的两倍以上。我们都知道，高血糖与高血压均会对人体血管造成不同程度的损害：高血糖导致血管内皮损伤、肢体末梢的微血管病变；高血压导致细小动脉渐渐发生硬化，中、大动脉出现内膜脂质沉积，形成粥样硬化斑块和血栓，进而损害那些血管支配的器官（如心脏、肾脏和大脑等）功能，大大增加了心脑血管病的发生风险。

人体血管系统就像是城市的供水管道系统，水龙头接到哪里，哪里就有生命。如果系统遭到破坏，那生命也会受到威胁。故为了降低心血管疾病的发生率，针对糖耐量受损阶段血糖易于调控的特点，对糖耐量受损合并高血压者有必要进行定期监测和适时干预。

二、糖耐量受损合并肥胖

从医学角度来说，肥胖是指身体脂肪的过度堆积，并对健康造成了伤害。现在已经认为肥胖是一种疾病，目前诊断肥胖病多采用体重指数法 BMI 的计算方法是体重（kg）除以身高（m）的平方，BMI 大于 25 为超重，BMI 大于 30 为肥胖。长期肥胖会影响身体健康，引发高血压、高血脂、高血糖等并发症，所以要正确对待，及时纠正肥胖状态。

研究发现，肥胖是糖耐量减低的一项危险因素，所以临床许多肥胖症的患者在体检时发现血糖也升高，两者常常合并出现。那么肥胖与糖耐量受损的关系为何如此"亲密"？原因在于脂肪细胞上的胰岛素受体数目是一定的，因肥胖者的脂肪细胞增大，导致受体的密度下降，表现对胰岛素不敏感，反应能力下降，这种现象称为胰岛素抵抗；再者，肥胖的人脂肪细胞不仅大，数目还多，血糖无法维持在正常的范围，所以肥胖的人容易出现糖耐量减低。

反过来，糖耐量受损也会导致体重增加，与肥胖形成恶性循环。血糖对胰岛素的刺激变得不敏感，血糖若一直很高，胰岛素分泌就更多。而胰岛素可以促进脂肪合成并抑制脂肪分解，所以，长期处于这样的状态时，人就会越来越胖。因此，一个人的血糖值越稳定，体重也越稳定；体重达标，也会加快血糖达标。降糖、减重一定要两手抓。

三、糖耐量受损合并高血脂

很多糖尿病病人都伴有高脂血症，因此人们通常把糖尿病与高脂血症称为"姐妹病"。孰不知糖耐量受损也会伴有高脂血症。高脂血症是指各种原因导致的血浆中胆固醇或甘油三酯水平升高或两者都升高的一类疾病。血浆中胆固醇、甘油三酯水平高往往表现为血浆中某一类和某几类脂蛋白的水平升高，严格来说，高脂血症应该称为高脂蛋白血症。2019年中国居民营养与健康状况调查显示：中国居民膳食结构不合理，畜肉类及油脂消费过多，谷类食物消费偏低。不合理的膳食结构导致人们摄入饱和脂肪酸和胆固醇过多，高脂血症患病率不断上升。

糖耐量受损合并高脂血症，其特点在于糖耐量受损机体对胰岛素的不敏感导致抗脂解作用减弱，葡萄糖利用障碍，使脂质分解增加，血中游离脂肪酸水平增高，继发肝脏极低密度脂蛋白中的甘油三酯（VLDL-TG）合成增加而降解减弱，形成高甘油三酯血症，导致高密度脂蛋白胆固醇水平降低；胰岛素相对不足还可使脂蛋白脂酶降解减弱，血脂升高，引起高脂血症，这也会促进动脉粥样硬化的形成及发展，也就是说糖代谢紊乱引起了脂代谢紊乱。

血脂本身并不"坏"，一定范围内的血脂非但无害，还具有重要的生理功能，生命中不可或缺。但若它"太多了"即当血液中胆固醇或甘油三酯的含量超出生理需求量时，血脂在发挥正常生理作用的同时，也会"添乱"，比如诱发冠心病、胰腺炎等疾病；再者，若血脂"搭错车"也会引发很多问题。原来无论是甘油三酯还是胆固醇，都不能溶于血液中，必须"搭车"后才能在人的血液循环中发挥作用，这里的"车"就是脂蛋白。临床上主要有乳糜微粒、极低密度脂蛋白、低密度脂蛋白和高密度脂蛋白这4种脂蛋白，特别是最后2种脂蛋白近年来备受关注。"搭乘"低密度脂蛋白（LDL）的胆固醇称为低密度脂蛋白胆固醇（LDL-C），"搭乘"高密度脂蛋白（HDL）的胆固醇称为高密度脂蛋白胆固醇（HDL-C）。低密度脂蛋白是往血管壁里运送胆固醇，促进动脉粥样硬化斑块形成，斑块大了就会堵塞血管，发生冠心病、脑卒中等。而高密度脂蛋白是把斑块里的胆固醇往外运，这样斑块就不容易长大。所以通常说低密度脂蛋白胆固醇（LDL-C）是"坏"胆固醇，而高密度脂蛋白胆固醇（HDL-C）是"好"胆固醇。因此，高脂血症也会引起一系列并发症。

多数高脂血症患者是没有任何症状的，故高脂血症常被称为"无声的杀手"。针对糖耐量受损易于合并高脂血症的特点，除了控制好血糖外，定期检查血脂并积极治疗也是不容忽视的。

四、糖耐量受损合并高尿酸

尿酸（UA）是嘌呤代谢的终产物，当嘌呤代谢紊乱时，尿酸生成增多或排泄不良致血尿酸（SUA）升高。长期的高尿酸（HUA）可使心脑血管疾病及尿酸性关节疾病发生率增加，还可引起肝、肾功能异常，有导致器官损伤的潜在风险。

　　研究表明，SUA 升高可能是导致糖耐量受损的重要原因，HUA 可能通过糖耐量降低促进糖尿病的发生。Puddu 等研究发现，糖尿病患者有 45% ～ 75% 合并 SUA 代谢异常，而 HUA 合并糖尿病或糖耐量受损者占 31% ～ 55%，提示糖尿病或糖耐量受损可能与 HUA 存在相互促进作用。其机制可能为 SUA 水平升高，导致尿酸沉积于胰岛组织，使胰岛细胞受损，胰岛素分泌减少；SUA 沉积于血管内壁，损伤血管内皮细胞致胰岛细胞受损。徐世莹等研究显示，HUA 患者 SUA 水平与空腹血糖、空腹胰岛素和胰岛素抵抗均呈正相关，与胰岛素敏感指数呈负相关，提示 SUA 水平与糖耐量受损密切相关。可见，UA 代谢异常与糖代谢紊乱的发生关系密切，HUA 患者可引发糖耐量受损。因此，控制 UA 水平对糖耐量受损的预防具有重要意义。

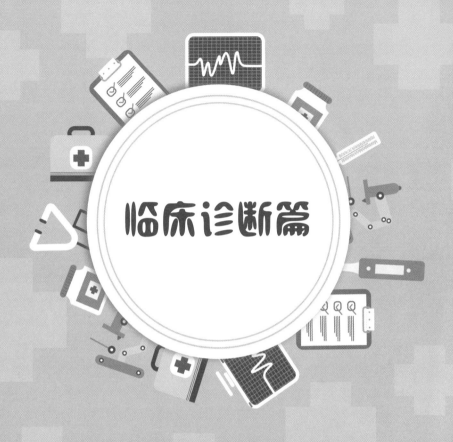

临床诊断篇

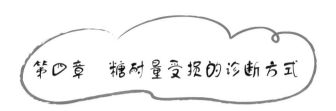

第四章　糖耐量受损的诊断方式

一、什么是糖耐量试验

糖耐量试验又称口服葡萄糖耐量试验（OGTT），是一种葡萄糖负荷试验，以了解胰岛 β 细胞功能和机体对血糖的调节能力，广泛应用于诊断早期糖尿病、糖尿病前期及评价胰岛 β 细胞功能。糖耐量试验可以敏感地判定糖代谢异常，不仅可以降低单纯检测空腹血糖导致的糖耐量受损和糖尿病漏诊率，而且可以敏感地发现餐后高血糖现象，同时也是确定糖耐量受损的唯一方法。

检测结果判定：

1. 正常糖耐量

空腹血糖 < 6.1mmol/L（110mg/dL），口服葡萄糖 30 ～ 60 分钟达高峰，峰值 < 11.1mmol/L（200mg/dL）；2 小时恢复到正常水平，即 < 7.8mmol/L（140mg/dL），尿糖均为（-）。

2. 糖耐量受损（IGT）

空腹血糖 6.11 ～ 7.0mmol/L（110 ～ 126mg/dL），7.8mmol/L ≤餐后 2 小时血糖水平 < 11.1mmol/L。可见于甲状腺功能亢进症、垂体功能亢进、肾上腺功能亢进、胰腺炎、胰腺癌、

严重肝病和糖原累积病。

3. 糖尿病性糖耐量

空腹血糖 ≥ 7.0mmol/L；服糖后血糖急剧升高，峰时后延峰值超过 11.1mmol/L，2 小时后仍高于正常水平；尿糖常为阳性。其中服糖后 2 小时的血糖水平是最重要的判断指标。许多早期糖尿病病人，可只表现为 2 小时血糖水平的升高。糖尿病人如合并肥胖、妊娠、甲状腺功能亢进症，使用糖皮质醇激素治疗或甾体避孕药时，可使糖耐量减低情况加重。

4. 其他糖耐量受损

（1）平坦型耐糖曲线即糖耐量增高：空腹血糖值正常或偏低，口服糖后血糖浓度上升不明显，耐糖曲线平坦。多见于内分泌功能低下，如甲状腺功能低下、肾上腺皮质功能低下和垂体功能低下。

（2）储存延迟型耐糖曲线：口服葡萄糖后血糖水平在正常时间内可恢复到空腹水平，但有一个明显增高的峰值，往往超过 10mmol/L，这种情况可能发展为糖尿病。

通过上述介绍，我们知道了糖耐量试验的检测意义以及不同 OGTT 结果所代表的临床含义。由此，当我们拿到 OGTT 化验结果时，也可以做到心中有数，保证我们能够及时且有针对性地寻求治疗。

二、糖耐量试验怎么做

我们需要掌握糖耐量试验具体检测方法和注意事项，以有效规避影响试验结果的因素，使结果更加准确。

首先，了解一下糖耐量试验的检测原理。正常人服葡萄糖后几乎全部被肠道吸收，使血糖迅速上升，并刺激胰岛素迅速分泌，肝糖原合成增加、分解受抑制，体内组织对葡萄糖利用增加。服葡萄糖后 30 ～ 60 分钟血浆血糖达到最高峰（峰值 < 200mg/dL），以后迅速下降，在 2 小时左右接近正常水平，3 小时降至正常水平。糖耐量受损时，耐糖功能降低，服葡萄糖后血糖峰值超过正常且高峰延迟，2 小时也不能降到正常。

糖耐量试验具体方法：①试验前禁食 10 小时，清晨 7 ～ 9 时开始，成年受试者空腹口服葡萄糖溶液（无水葡萄糖粉 75g 溶于 300mL 水内），儿童则予每千克体重 1.75g 糖水，总量不超过 75g。糖水在 5 分钟内服完。②从服糖第 1 口开始计时，于服糖前和服糖后 2 小时分别在前臂采血测血糖。③试验过程中受试者不喝茶及咖啡，不吸烟，不做剧烈运动，但也无须绝对卧床。④血标本应尽早送检。⑤试验前 3 日内，每日碳水化合物摄入量不少于 150g。⑥试验前 3 ～ 7 日停用可能影响 OGTT 的药物，如避孕药、利尿剂或苯妥英钠等。

三、血糖值在什么范围内需要做糖耐量试验

糖耐量试验的适应证：①空腹血糖正常或稍高而偶有尿糖阳性者；②原有糖耐量降低者随访；③有糖尿病嫌疑的患者，如有糖尿病家族史而偶然发现动脉硬化、高脂血症、冠心病、眼底病变、神经病变、肾脏病变的年轻患者；④反复早产、死胎、巨婴、羊水过多、难产或迁延不愈的疖痈患者；⑤疑有妊娠糖尿病患者需要确诊；⑥其他原因引起糖尿需与糖尿病鉴别，如滋养性糖尿、肾性糖尿和应激性糖尿等；

⑦空腹及餐后 2 小时血糖高于正常，但未达到糖尿病诊断标准者。

下列情况不宜进行口服葡萄糖耐量试验：①已经确诊的糖尿病患者。如果根据空腹血糖、餐后 2 小时血糖或随机血糖检查已经确诊为糖尿病，就不要再为诊断而做糖耐量试验。②严重的肝病患者，如急性肝炎、重度肝硬化等，肝细胞不能迅速摄取葡萄糖并在胰岛素的参与下将其转化为糖原储存，服糖后血糖往往超过诊断标准，不可误诊为糖尿病，这种情况下一般不做糖耐量试验。③已行胃切除手术者或胃大部切除者，口服葡萄糖后，葡萄糖快速进入小肠而被迅速吸收，血糖在短时间内急剧升高，这是特殊病理生理情况下的葡萄糖吸收异常，对诊断糖尿病并无价值，所以这种情况也不宜进行糖耐量试验。

四、糖化血红蛋白是什么

当我们就诊时会发现，除了应用空腹血糖和糖耐量试验来监测血糖变化外，医生往往还会重视另一个指标，那就是糖化血红蛋白，它的英文名叫 HbA1c，该指标代表被糖化的血红蛋白量占总血红蛋白量的比值。

血红蛋白原本生活在血液中的红细胞里，它的工作是随着血液流动，将肺里的氧气带到全身各处，以供养细胞生命活动。血红蛋白如果碰到血中的葡萄糖，就会被迫与它紧密结合，从此血红蛋白变成了"糖化血红蛋白"，这个过程叫作糖基化。那么，血红蛋白是怎样碰到葡萄糖而发生糖基化的呢？

葡萄糖作为人体所需能量的重要来源，会通过血液进行运输，当葡萄糖从血液进入红细胞时，就会与血红蛋白相遇。正常情况下，血糖浓度在一个正常范围波动，血红蛋白很少发生糖基化，只有 4%～6% 会变成糖化血红蛋白；若血糖水平升高且处于持续状态，会使血红蛋白大量糖基化，同时也会使身体各个部分的组织蛋白与葡萄糖结合，发生糖基化，导致慢性并发症的发生，如糖尿病肾脏疾病、糖尿病眼病，同时增加心脑血管疾病的发生风险。因此，从某种程度上说，糖化血红蛋白可以反映身体内糖基化的情况。

糖化血红蛋白是通过缓慢、持续及不可逆的糖基化反应形成的，结构稳定，其含量的多少取决于血糖浓度以及血糖与血红蛋白接触时间，而与抽血时间、患者是否空腹、是否使用胰岛素等因素无关。因此，HbA1c 可有效地反映患者过去 2～3 个月内血糖的情况。美国糖尿病协会（ADA）发布的《2020ADA 糖尿病医学诊疗标准》指出 HbA1c ≥ 6.5% 即可诊断为糖尿病，但由于对糖化血红蛋白的检测技术要求很高，各医院仪器标准不统一，目前国内并未将其作为诊断糖尿病的标准，不过可以作为一项重要的参考指标，以评估患者近 2～3 个月的血糖整体控制水平。

对于糖耐量受损来说，其与糖尿病一样，机体处于慢性高血糖状态，为反映长期的血糖变化水平，稳定性强的 HbA1c 同样是重要的参考指标。例如，临床可见空腹血糖正常但 HbA1c 升高，这往往是因为隐匿的餐后高血糖未被检测出来。因此，HbA1c 在糖耐量受损的筛查、控制及指导治疗等方面均有重要的意义。

五、尿糖是什么

我们常说的三大常规，除了血常规、便常规以外，还有一项就是尿常规。许多人检查会出现尿糖阳性，也就是老百姓说的尿糖有加号。那么，尿糖到底是什么呢？什么人会出现尿糖阳性？它又有什么意义呢？

首先，尿糖是指尿中的糖类，主要指尿中的葡萄糖。正常人尿糖甚少，一般方法测不出来，所以正常人尿糖应该是阴性，或者说尿中应该没有糖。只有当血糖超过 160mg/dL 时，糖才能较多地从尿中排出，形成尿糖。所以说血糖的高低决定着尿糖的有无：血糖在 180～200mg/dL，尿糖应为（±）；血糖在 200～250mg/dL，尿糖应为（＋）；血糖在 250～300mg/dL，尿糖应为（＋＋）；血糖在 300～350mg/dL，尿糖应为（＋＋＋）；血糖高于 350mg/dL，尿糖应为（＋＋＋＋）。这就是我们在化验单上所看到的尿糖阳性符号。

那么尿糖阳性的原因有哪些？按照血糖水平划分，可归为以下两大类。

1. 高血糖伴尿糖阳性

这类患者肾糖阈正常，由于其血糖水平较高，超过了肾糖阈（指尿中开始出现葡萄糖时的最低血糖浓度），从而导致尿糖阳性。这种情况最常见于：①各种糖尿病；②应激性糖尿，即当机体遭遇急性应激反应，如急性心脑卒中、大手术时，体内升糖激素分泌增加，引起血糖暂时性显著升高及尿糖阳性，随着应激状态解除，血糖下降，尿糖转阴；③类固醇性糖尿，常见于接受激素治疗的病人，特征是空腹血糖正常，白天（主要是激素药效高峰这一时间段）血糖高，停药后大多可以消失；④饥饿性糖尿，较长时间的饥饿使机体血糖偏低，胰岛素分泌保护性减少，若此时突然大量进食，胰岛功能不能马上恢复，胰岛素分泌相对不足，从而导致血糖暂时性升高、尿糖阳性；⑤滋养性糖尿，也称食后糖尿，正常人短时间内吃进大量糖类食物后，导致血糖迅速升高超过肾糖阈而发生一过性糖尿，但其空腹血糖及糖耐量试验正常。

此外，某些内分泌疾病，如甲亢、皮质醇增多症、嗜铬细胞瘤、生长激素瘤等，也可引起糖代谢紊乱及尿糖阳性。

2. 正常血糖伴尿糖阳性

其特点是尿糖阳性但血糖不高。患者无论空腹或饭后，任何一次尿液标本均含有糖，但空腹血糖及葡萄糖耐量试验均正常，其病因与肾小管缺陷导致近端肾小管对葡萄糖的重吸收功能降低有关，也称肾性糖尿。临床分为原发性肾性糖尿、继发性肾性糖尿、生理性肾性糖尿。

（1）原发性肾性糖尿：①一出生即可查出尿糖阳性，但其他各项检查（如尿常规、血糖、肾功等）均正常，患者通常无症状，也不影响生长发育，预后良好，通常不需要治疗。但少数患者可能存在低血糖倾向，平时一定要注意摄入足够的碳水化合物，避免长时间饥饿，妊娠期注意加强营养，多餐饮食，建议对这类患者随访观察。②范科尼综合征（Fanconi 综合征），患者也是血糖正常但有尿糖，尿中还有大量氨基酸、磷酸盐、重碳酸盐等，预后欠佳。

（2）继发性肾性糖尿：指继发于某些疾病或是某些肾毒性物质损害所致。如肾病性肾性糖尿、多发性骨髓瘤以及某些重金属（如汞、镉、铅等）中毒等。

（3）生理性肾性糖尿：也称"妊娠期肾性糖尿"，少数妇女在妊娠中晚期，可因暂时性肾糖阈降低而出现糖尿，分娩后可恢复正常。

通过上述介绍，我们可知血糖与尿糖并非始终一致。尽管尿糖阳性最常见于糖尿病患者，但这并不代表尿糖阳性一定就是糖尿病。诊断糖尿病的标准是血糖而非尿糖。尿糖阳性的原因有很多，对于"尿糖阳性"的患者而言，需要进一步检查，明确病因，在此基础上接受针对性的治疗。

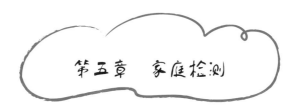

第五章　家庭检测

一、在家怎么检测血糖

1.首先选择适合自己的血糖仪。目前市场上血糖仪种类繁多，在选择时不要盲目冲动，需在了解各种型号的功能特点后，参照比对，选出最适合自己的一款，只选对的不选贵的。

2.注意检查血糖仪和试纸。认真检查血糖仪显示的型号与血糖试纸型号是否相符，如不相符则测量结果可能会出现误差。

3.注意认真消毒，做到预防感染和清除杂质。正确消毒流程是：先用肥皂清洗双手，擦干后用酒精棉给采血点消毒，并等待酒精完全挥发后再检测，否则会影响读数。

4.注意采血方法。用采血笔刺破指腹后不要按压手指，否则手指中的软组织液混入会导致测量结果偏低。

5.居家测血糖需在适宜的温度（5～35℃）下进行。

6.居家测血糖要放松心态，过于兴奋或焦虑会使交感神经兴奋，导致测量结果不准。

二、如何正确使用血糖仪

1. 仔细核对和调整代码

测试前应仔细核对、调整血糖仪显示的代码，使之与试纸条包装盒上的代码一致，确认代码无误后方可测试。试纸通常需要保存在阴凉干燥处，如需放入冰箱，取出后应先等待试纸筒恢复至室温，再开盖取试纸进行检测。

2. 彻底清洗和干燥双手

用温水或中性肥皂水彻底清洗双手，使之干燥，然后温暖并按摩准备采血的手指以增加血液循环，将手臂短暂下垂，让血液流至指尖。

3. 消毒、采血

用 75% 的酒精对取血部位进行消毒，待消毒酒精挥发完全。打开仪器，若用吸血的血糖仪，则取一条试纸插入机器内；若用滴血的血糖仪，则取一条试纸拿在手上（注意手指不可触及试纸测试区），取出试纸后随手将盖筒盖紧。用同一手拇指顶紧要采血的指间关节，采血笔紧挨指尖一侧皮肤，按动弹簧开关，刺破皮肤，待指端血自然流出。刺皮后勿加力挤压，以免组织液混入血样，造成检测结果偏差。

4. 等待结果

若应用吸血的血糖仪，则将指端血吸到试纸测试区等待结果；若应用滴血的血糖仪，则将一滴饱满的血液抹到试纸测试区，将试纸插入机器内等待结果。注意取血量不宜过多或者过少，若血量过多溢出测定区会影响测定结果，血量不足也会影响测定结果，因此出现上述情况者，要求必须用新的试纸重新检测。

5. 使用后合理处置

由于采血针一经使用，针尖会随着使用次数的增加而越来越钝。加之使用过的采血针上容易有细菌繁殖，可能会直接危害健康。因此，血糖检测完毕后应立即将使用过的试纸及采血针妥当弃置。旧试纸筒应丢弃，不要用旧试纸筒装盛其他东西（尤其是酒精），以免筒盖混淆，造成试纸受潮。

三、什么时间测量血糖

血糖监测的频率和时间要根据患者病情的实际需要来决定。血糖监测尽量选择一天中不同的时间点，包括餐前、餐后 2 小时、睡前及夜间（一般为凌晨 2 ～ 3 时）。国内外各指南建议的监测频率和各时间点血糖监测的适用范围见表 1、表 2。

表 1　各指南对自我血糖监测（SMBG）频率的建议

治疗方案	指南	HbA1c 未达标（或治疗开始时）	HbA1c 已达标
胰岛素治疗	IDF（2012）	大多数 1 型糖尿病患者和妊娠期妇女：≥ 3 次 / 天	
	CDS（2013）	≥ 5 次 / 天	2 ～ 4 次 / 天

治疗方案	指南	HbA1c 未达标（或治疗开始时）	HbA1c 已达标
	ADA（2015）	多次注射或胰岛素泵治疗，应进行血糖监测的时间点［正餐和点心前、偶尔餐后、睡前、运动前、怀疑低血糖时、治疗低血糖至血糖恢复正常后、执行关键任务前（如驾驶）］1～2次注射：血糖监测结果有助于指导治疗决策和/或自我管理	
非胰岛素治疗	CDS（2013）	每周3天，5～7次/天	每周3天，2次/天
	ADA（2015）	血糖监测结果有助于指导治疗决策和/或自我管理	

注：IDF，国际糖尿病联盟；CDS，中华医学会糖尿病分会；ADA，美国糖尿病协会。

表2　各时间点血糖监测的适用范围

时间	适用范围
餐前血糖	空腹血糖较高，或有低血糖风险时（老年人、血糖控制较好者）
餐后2小时血糖	空腹血糖已获良好控制，但HbA1c仍不能达标者；需要了解饮食和运动对血糖影响者
睡前血糖	注射胰岛素患者，特别是晚餐前注射胰岛素患者

时间	适用范围
夜间血糖	经治疗血糖已接近达标，但空腹血糖仍高者；或疑有夜间低血糖者
其他	出现低血糖症状时应及时监测血糖，剧烈运动前后宜监测血糖

1. 空腹血糖：可间接反映机体自身基础胰岛素的分泌情况。这里说的空腹血糖是指禁食 8 ～ 12 小时后的血糖，即清晨空腹状态下的血糖，午餐和晚餐前的血糖不在此列。因为血糖受多种因素的影响，清晨空腹检查时能较大限度地排除这些影响，反映真实病情。测空腹血糖最好在清晨6：00 ～ 8：00 取血，采血前不吃早餐、不运动。

2. 午餐、晚餐前血糖：可用来指导患者调整进食量。

3. 三餐后血糖：可以反映饮食控制和用药后的综合治疗效果，便于指导饮食和药物治疗，还可以间接反映进餐后胰岛素的分泌情况。应注意，测定餐后两小时血糖应从吃第一口食物开始到满两小时为止，有些人从吃完饭开始计时，其结果就有了明显的差别。

4. 睡前血糖：反映胰岛 β 细胞对进食晚餐后高血糖的控制能力。监测睡前血糖主要是为了指导病人科学加餐。

四、静脉血和指尖血测血糖有区别吗

静脉血糖是将静脉血经红细胞分离后，检测血浆得到的血糖值，也叫血浆血糖。指尖血糖一般是用血糖仪采集手指尖的血液进行检测，而家用血糖仪没有实验室这样复杂的采

血、化验过程，不能分离红细胞，因此用家用血糖仪测量的指尖血糖也叫全血血糖。由于红细胞里基本不含血糖，所以，全血的血糖值一般都低于血浆血糖值。也就是说，指尖血糖值低于静脉血糖值。研究发现，静脉血糖能比指尖血糖高15%左右。

五、血糖在什么范围内合适

1. 空腹血糖正常值

（1）一般空腹全血血糖为 3.9 ～ 6.1mmol/L（70 ～ 110mg/dL），血浆血糖为 3.9 ～ 6.9mmol/L（70 ～ 125mg/dL）。

（2）空腹全血血糖 ≥ 6.7mmol/L（120mg/dL），血浆血糖 ≥ 7.8mmol/L（140mg/dL），两次重复测定可诊断为糖尿病。

（3）当空腹全血血糖在 5.6mmol/L（100mg/dL）以上，血浆血糖在 6.4mmol/L（115mg/dL）以上，应做糖耐量试验。

（4）当空腹全血血糖超过 11.1mmol/L（200mg/dL）时，表示胰岛素分泌极少或缺乏。因此，空腹血糖显著增高时，不必进行其他检查，即可诊断为糖尿病。

2. 餐后血糖正常值

餐后 1 小时：血糖 6.7 ～ 9.4mmol/L。最多不超过11.1mmol/L（200mg/dL）。

餐后 2 小时：血糖 ≤ 7.8mmol/L。

餐后 3 小时：第三小时后恢复正常，各次尿糖均为阴性。

3. 孕妇血糖正常值

（1）孕妇空腹不超过 5.1mmol/L。

（2）孕妇餐后 1 小时：餐后 1 小时血糖值一般用于检测

孕妇糖尿病检测中，权威数据表明孕妇餐后 1 小时不得超过 10.0mmol/L 才是正常的血糖水平。

（3）孕妇餐后 2 小时：餐后正常血糖值一般规定不得超过 11.1mmol/L，而孕妇餐后 2 小时正常血糖值规定不得超过 8.5mmol/L。

表 3　不同阶段的血糖异常值（单位：mmol/L）

诊断	条件	静脉（全血）	毛细血管	静脉（血浆）
糖尿病	空腹	≥ 6.1	≥ 6.1	≥ 7.0
	餐后两小时	≥ 10.0	≥ 11.1	≥ 11.1
糖耐量受损	空腹	< 6.1	< 6.1	< 7.0
	餐后两小时	6.7 ～ 10.0	7.8 ～ 11.1	7.8 ～ 11.1
空腹血糖受损	空腹	5.6 ～ 6.1	5.6 ～ 6.1	6.1 ～ 7.0
	餐后两小时	< 6.7	< 7.8	< 7.8

表 4　中国成年人持续葡萄糖监测的正常参考值（以 24 小时计算）

参数类型	参数名称	正常参考值
葡萄糖水平	平均葡萄糖水平	< 6.6mmol/L
	≥ 7.8mmol/L 的比例及时间	< 17%（4 小时）
	≤ 3.9mmol/L 的比例及时间	< 12%（3 小时）
葡萄糖波动	葡萄糖水平标准差（SD）	< 1.4mmol/L

来源：中国 2 型糖尿病防治指南（2021 年版）

六、一过性血糖高需要吃药吗

对于糖耐量受损患者来说，短时间、一过性的高血糖对人体无严重损害，人体在应激状态下、情绪激动、高度紧张时，或一次进食大量的含糖食物，或饥饿都可出现短暂的高血糖。随后，血糖水平会在机体的各种调节下逐渐恢复正常，此时不需要服用药物，建议保持平和心态，注意观察，密切监测血糖。若反复出现一过性血糖升高，需要及时到医院就诊。

七、糖耐量受损为什么容易出现低血糖

一方面，糖耐量受损患者常伴有餐后高胰岛素血症，由于胰岛素释放延迟，使餐后血糖升高与胰岛素不同步，直至血糖高峰过后血中仍有过多的胰岛素，以致发生低血糖。另一方面，糖耐量受损患者未出现明显不适症状，大多数患者未予重视，在饮食、生活方式等方面没有进行相应调整，所以糖耐量受损患者较正常人更易出现低血糖。

八、低血糖的症状与体征

低血糖的症状和体征是由于神经元缺乏葡萄糖所致，可分为自主神经系统症状和神经低血糖症状。前者由自主神经系统兴奋引起，伴有肾上腺髓质释放肾上腺素进入血循环，以及靶组织内交感神经末梢释放去甲肾上腺素；后者是大脑缺乏葡萄糖所致。自主神经系统症状的出现往往早于神经低血糖症状。持续的严重低血糖会引起意识丧失，造成永久性的神经损伤，甚至死亡。低血糖症状因个体差异而表现不同，但在同一个体低血糖症状可基本相似。随着病情发展，低血糖可频繁发生，持续时间越长，脑功能障碍越严重。如果未能觉察自主神经警告症状，而迅速进入昏迷或惊厥者称为未

觉察低血糖症，如延误诊治后果严重，甚至危及生命。另外反复的低血糖还会导致高血糖状态，从而加快糖耐量受损的进展，导致医疗花费的增加，最终降低患者的生活质量。因此，糖耐量受损的患者一定要防止低血糖的发生。

表5　低血糖的分类及表现

自主神经系统症状		神经低血糖症状	
症状	体征	症状	体征
饥饿感	面色苍白	虚弱、乏力	中枢性失明
流汗	心动过速	头晕	低体温
焦虑不安	脉压增宽	头痛	癫痫发作
感觉异常		意识模糊	昏迷
心悸		行为异常	
震颤		认知障碍	
		视物模糊、复视	

九、低血糖有哪些危害

　　我们知道脑组织的能量代谢是离不开血液中的葡萄糖的，脑组织储存的葡萄糖非常有限，仅够维持 5～10 分钟脑细胞活动，而低血糖最大的危害就是会造成脑细胞的损害。因此当发生低血糖时，血液中的葡萄糖减少，进入脑组织的葡萄糖也随之减少，这种情况下脑组织非常容易受伤害，而如果低血糖昏迷持续 6 小时以上，脑细胞将受到严重的伤害，可导致痴呆甚至死亡，即使在治疗后脑组织损伤也不可逆转。低血糖还会影响心脏的功能，出现心律失常、心绞痛或急性心肌梗死等。

十、为什么饮酒后会出现低血糖现象

在正常情况下，酒精即乙醇在体内经肝脏代谢之后变为乙醛，再继续分解成水和二氧化碳。乙醇进入人体血液之中，会刺激胰腺分泌大量的胰岛素，人体血糖的浓度就会随之降低。同时，乙醇迅速进入肝脏，抑制肝糖原的分解，这样一来，就会出现低血糖现象。一旦发生低血糖即可造成脑功能障碍，导致嗜睡甚至昏迷。

酒后低血糖症状与人的醉态非常相似，很容易被误认为是醉酒反应，从而导致严重持久的低血糖，严重者甚至会有生命危险。如果酒后出现心悸、多汗、体温降低、脉搏加快、昏迷等症状，要考虑酒后低血糖的可能，及时就医。出现酒后低血糖并不可怕，及时补充糖分，一般都能迅速恢复。

那么饮酒时该如何预防低血糖的发生呢？研究发现，空腹喝酒，酒精会吸收得更快更多，易发生低血糖，因此饮酒前最好吃一些米饭、面、糖等，补充体内糖分，同时不要喝得太快。

适量喝酒对身体具有一定的保健功能，但是如果饮酒无度，则会给身体造成严重的损害，低血糖便是其中之一。所以，为了避免出现低血糖，建议喜欢饮酒的朋友一定要注意控制酒量。

十一、低血糖应该怎么办

关于低血糖的治疗方法，推荐在可能情况下先进食碳水化合物，如果不能进食，可以注射胰高血糖素或葡萄糖。在绝大多数情况下，低血糖造成的功能性脑损伤在血糖浓度升高后即可得到纠正。

1. 大多数无症状性低血糖或轻、中度症状性低血糖患者可以自行治疗，摄入葡萄糖片或含糖果汁、软饮料、牛奶、糖果、点心等效果较好，临床症状一般在 15 ～ 20 分钟内缓解。但在胰岛素诱发的低血糖中，口服葡萄糖后血糖升高的持续时间通常不到两小时。因此，在血糖水平升高后不久，即应进食较多点心或进餐，并建议患者在自行治疗后连续监测血糖水平，观察摄入碳水化合物后血糖的变化。

2. 当低血糖患者不愿或不能口服碳水化合物时，就只能通过胃肠外途径进行治疗。成年患者通常皮下或肌内注射胰高血糖素 1mg 可挽救生命，但常导致一过性的高血糖，也可引起恶心或呕吐。

3. 如果有医务人员在场，标准的治疗方法应该是经静脉注射葡萄糖，标准初始剂量为 25g。当然，静脉注射葡萄糖后血糖也只是暂时升高，以后需经静脉输注葡萄糖，并在患者能够安全进食时尽早进食。低血糖的发作有很多因素，如酒精可降低血糖，嗜酒的患者应控制饮酒；若运动过程中或运动后出现低血糖，可在锻炼前进食适量碳水化合物。

4. 最后，希望大家能掌握低血糖的危险因素，有效避免其发生，同时在必要时及时到医院就诊，进行正规治疗。

干预治疗篇

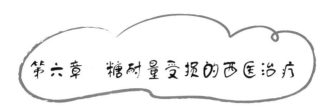

第六章 糖耐量受损的西医治疗

一、什么情况下需要使用西药治疗

1.糖尿病前期是否应用、何时应用药物治疗，至今无权威定论。《中国2型糖尿病预防专家共识》表明糖尿病前期人群生活方式调整半年以上血糖仍未达标，同时对健康需求高，经济、医疗条件较好，可在医患双方有效的沟通后理性选择药物治疗。

2.本身就有糖尿病的患者，经过系统的降糖药物治疗以后，血糖如果能够达到糖耐量受损的地步，这类患者建议继续使用降糖药物，并随时监测血糖。

3.对于糖耐量受损合并其他疾病的患者，需要积极治疗合并症，可根据患者具体情况合理选择西药治疗。

二、常见的西医治疗有什么

西医对于糖耐量受损的防治主要包括非药物治疗和药物治疗两大类。

1.非药物治疗是指通过调整生活方式、科学合理的膳食搭配、适当运动、戒烟限酒及减重等一系列生活调摄等控制糖耐量受损进一步发展。

2.药物治疗通常需要配合非药物治疗，治疗糖耐量受损最具代表性的药物有二甲双胍、阿卡波糖、罗格列酮，其中罗格列酮受心血管风险问题的影响已从主流治疗中退出。此外，还有胰高血糖素样肽 –1（GLP–1）受体激动剂以及减肥药奥利司他等药物也可以降低糖尿病前期人群发生糖尿病的风险。

但是目前西药治疗糖耐量受损因为作用靶点单一、不良反应较多、不易长期服用及价格昂贵等因素限制了临床使用，并且病人接受度也不高，故一般以非药物治疗为主，不主张以药物治疗为首选。

三、西药治疗的机制是什么

治疗糖耐量受损的常用西药一般为二甲双胍与阿卡波糖。其治疗机制如下：

1.二甲双胍为双胍类口服降血糖药，被认为是治疗 2 型糖尿病的基石。其药理作用为直接作用于机体内糖代谢过程，加速糖无氧酵解，提高脂肪和肌肉等外周组织摄取、利用葡萄糖，进而保护已受损的胰岛 β 细胞功能，并抑制肝糖原异生，减少肝糖输出而发挥降糖作用。二甲双胍是目前临床治疗糖耐量受损的常选药物之一。2002 年预防糖尿病计划研究（DPP）证实，二甲双胍能控制糖耐量受损向糖尿病转化。

2.阿卡波糖是一种 α– 葡萄糖苷酶抑制剂，在进入人体之后，可以和小肠刷状缘 α– 葡萄糖苷酶进行结合，从而抑制小肠刷状缘 α– 葡萄糖苷酶的活性，以此来起到抑制多糖在肠道分解的作用，可以延缓机体对于碳水化合物的吸收和转化，控制患者的餐后血糖。通过馒头餐实验发现，服用阿卡波糖有利于降低糖耐量受损患者餐后血糖，同时提高外周组织对胰岛素的敏感程度，促进β细胞功能的强化。基于以上药理作用，阿卡波糖也是用于治疗糖耐量受损的常用药。

四、二甲双胍如何治疗糖耐量受损

根据我国糖耐量受损（IGT）的发展态势来看，如何有效逆转糖耐量受损的状态成为医学界研究的重点。二甲双胍作为降糖基石，将其用于治疗 IGT 的研究也越来越多。英国大型糖尿病前瞻性研究（UKPDS）的结果显示大约有 31% 的 IGT 患者应用二甲双胍后可免于进展为糖尿病。2007 年美国糖尿病协会（ADA）建议对于空腹血糖受损和糖耐量受损，并具有下列其中一项因素（年龄 < 60 岁、BMI ≥ 35、一级亲属中有糖尿病家族史、甘油三酯升高、高密度脂蛋白降低、高血压和 / 或糖化血红蛋白 > 6%）的患者，推荐改善生活方式和使用二甲双胍治疗；2009 年 ADA 提出将二甲双胍作为糖尿病唯一的预防性用药，主要应用于具有多种患病危险因素、糖耐量受损或空腹血糖调节受损的患者。糖尿病预防计划（DPP）把生活干预和二甲双胍干预分开观察，结果发现二甲双胍对 IGT 的早期干预可以减少 IGT 向糖尿病的转变。有研究发现二甲双胍对 IGT 患者除有降糖作用外，还具有良好的调脂及降低体重作用。因此，肥胖的 IGT 患者在治疗基础病的同时，肝肾功能正常者均可加用二甲双胍。

干预治疗篇

49

五、阿卡波糖如何治疗糖耐量受损

阿卡波糖是目前临床用于糖耐量受损治疗的代表药物之一。苏青等研究阿卡波糖对糖耐量受损者β细胞功能和胰岛素敏感性的影响，发现阿卡波糖不仅能降低糖耐量受损者餐后血糖，还可增强外周组织对胰岛素的敏感性，增强胰岛β细胞的功能。王靖等应用阿卡波糖治疗64例稳定性心绞痛合并糖耐量受损患者，结果发现阿卡波糖治疗稳定性心绞痛合并糖耐量受损可显著改善预后，降低心血管事件和糖尿病的发生率。与二甲双胍一样，阿卡波糖既有优点，也有缺点，目前关于阿卡波糖与二甲双胍在治疗糖耐量受损的优缺点比较研究较多。有研究表明，二甲双胍和阿卡波糖均能降低血糖，阿卡波糖对餐后高血糖降糖作用明显，二者对空腹血糖控制的有效率无明显差别；两者均可使患者身体质量指数下降，阿卡波糖组身体质量指数下降幅度明显大于盐酸二甲双胍组。

六、什么时候可以停用西药

糖耐量受损目前正采用西药治疗者，若可以使血糖恢复正常水平或者延缓病程进展，排除其他因素干扰，可以停止服用西药。我们知道，目前糖耐量受损常用的降糖药物如二甲双胍、阿卡波糖都有各自的不良反应，通过中医主、被动干预手段帮患者摆脱西药是治疗目的之一。

七、停药后会进入糖尿病期吗

首先，糖耐量受损进展为糖尿病需要一个过程。停用西药后，若进行有效干预，如建立良好的生活习惯、适量运动、合理饮食等，糖耐量受损很少会发展为糖尿病。但是糖耐量受损作为一种代谢性疾病受多种因素的影响，胰岛功能会因年龄的增加而下降，外周组织对胰岛素的敏感性也会下降，就像机器老化一样，即使经常维修，也终将有罢工的时候。所以有些糖耐量受损患者恢复健康以后，不排除复发的可能，甚至进展为糖尿病。所以，我们要做的就是定期监测血糖，发现异常及时干预。

八、西药治疗的有效性和安全性

研究显示在糖尿病前期予以二甲双胍、阿卡波糖、噻唑烷二酮类、GLP-1 受体激动剂等干预后可以降低进展为糖尿病的风险。其中，有效性和安全性证据较为充分的为二甲双胍和阿卡波糖。

九、西药治疗的最新研究进展

目前西医学对糖耐量受损的药物治疗尚处于探索阶段，并未形成观点较明确的指南性文件。西药降糖药由于缺乏临床大样本数据支持，临床并未得到广泛应用，加上目前大众对糖耐量受损的认识和接受程度并不高，从心理上不愿接受西药的干预，导致西药在糖耐量受损的治疗上出现了空缺。在这样的背景下，西医干预糖耐量受损人群的研究也越来越受到重视。传统西药如二甲双胍、阿卡波糖、噻唑烷二酮类药物，在众多研究证实下越来越获得认可。

大量临床研究表明，二甲双胍可延缓糖尿病前期患者向糖尿病转化进程。预防糖尿病计划研究（DPP）显示，二甲双胍干预糖尿病前期可使其转化为糖尿病的年风险下降38%，且二甲双胍治疗有效率优于阿卡波糖。预防非胰岛素依赖型糖尿病研究表明，阿卡波糖能将糖尿病前期人群向糖尿病转化危险性降低25%。此外，阿卡波糖是我国唯一被认可用于IGT的口服降糖药，国家药品监督管理局已批准阿卡波糖用于治疗IGT餐后高血糖。杨丽红分析比较二甲双胍和阿卡波糖对于糖尿病前期向糖尿病转化预防效果，发现阿卡波糖可有效控制其发病率，二甲双胍更有利于控制病情的发展，所以从预防角度来看，阿卡波糖的预防效果更佳。Punthakee等研究应用噻唑烷二酮类药物罗格列酮治疗糖尿病前期患者，随访表明生活方式调整配合罗格列酮可使糖尿病发生风险下降约67%。临床新药如二肽基肽酶-4（DPP-4）抑制剂、胰高血糖素样肽-1（GLP-1）受体激动剂等临床证据较少，还需不断探索。杜雅琴等应用DPP-4抑制剂西格列汀治疗糖尿病前期患者发现该药可有效改善胰岛细胞功能。国外研究证实，GLP-1受体激动剂可控制糖尿病前期肥胖患者体重，调节糖脂代谢，降低心血管发病风险，应用前景广阔。

西药降糖药存在的不良反应客观存在，如二甲双胍、阿卡波糖可引起胃肠道不适，噻唑烷二酮类药物有可能产生肝脏毒性、增加心脏负荷，应用时需根据自身情况合理选择。

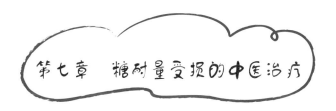

第七章 糖耐量受损的中医治疗

一、古代中医对糖耐量受损的认识

糖耐量受损为西医学病名，中医学古籍中未有相应的明确记载，但《黄帝内经》有脾瘅、消渴、消瘅等病名的记载。吕仁和教授认为脾瘅类似糖尿病前期，脾瘅发展的后期转变为消渴，这种观点与"糖耐量受损是糖尿病前期"相符，因此可以根据脾瘅来认识糖耐量受损。

"脾瘅"一词源于《黄帝内经》，最早见于《素问·奇病论》"帝曰：病有口甘者，病名为何……此五气之溢也，名为脾瘅"。森立之《素问考注》云："脾好燥而恶湿，今脾伤于肥甘，而内热熏灼，故名曰脾瘅。"《圣济总录》云："脾瘅，其证口甘，久而弗治，转为消渴。"表明脾瘅为过食肥甘厚味所致的脾生内热，运化失司，并累及他脏，致津液停留，向上泛溢，产生口中发甜症状的病症。日久不治可发展为消渴（糖尿病）。

《灵枢·本脏》云："脾脆，善病消瘅。"脾瘅预后如《素问·奇病论》云："肥者令人内热，甘者令人中满，故其气上溢，转为消渴。"《灵枢·五变》曰："其必刚，刚则易怒，怒则气上逆，胸中蓄积……转而为热，热则消肌肤，故为消瘅。"表明先天禀赋不足，脾脏亏虚，后天饮食不节，过食肥甘，情志失调，急躁易怒等为脾瘅基本病因。《素问·经脉别论》云："饮入于胃，游溢精气，上输于脾，脾气散精……水精四布，五经并行。"表明饮食入于胃，输布于脾，借助脾气疏散水谷精微以达到机体代谢平衡。而脾虚失运，脘腹胀满；脾不散精，内热自生；湿热困脾，发为脾瘅。张锡纯在《医学衷中参西录》论曰："消渴一证……其证皆起于中焦而极于上下。"强调了中焦脾胃失运是消渴发病的重要环节。脾瘅为消渴前期，其发病亦与脾胃失运密切相关。

二、现代中医对糖耐量受损的认识

中医当前对糖耐量受损的认识不一，比较公认的观点如下。

1. 中医病因认识

（1）先天禀赋不足。《灵枢·五变》云："五脏皆柔弱，善病消瘅。"肾为五脏之根，先天不足直接影响后天之本，形成脾肾两虚的证候，脾肾又与津液代谢密切相关，代谢紊乱，脾瘅由生，若进一步发展演变即为消渴。安淑华通过临床观察指出 IGT 的发病尤以肾虚无以气化为主。

（2）后天失养。后天失养主要与现代人的生活方式、饮食结构等有密切关系。如饮食结构改变，嗜食肥甘，致脾胃受损，运化失常，致脾不散精，代谢产物蓄积而生痰浊、湿热、瘀血等，久则化热耗气伤津，致血糖、血脂等代谢指标异常，形成虚实夹杂的证候。吴深涛认为糖耐量减低的主要病机是"脾不散精"，以脾虚为本，湿热、痰浊为标；全小林等认为六郁和络滞共存是肥胖型2型糖尿病前期的核心，而六郁之中，又以食郁为先，持续发展则会与其他五郁相互作用，进一步导致络脉郁滞，这种观点也更加佐证饮食在IGT发病上的作用。另外，情志因素的影响也不容忽视，赵昱等认为肝气郁滞，出现气机紊乱，升降失司，影响气血津液的输布，不能上输中转，使精微物质留滞血中或随清气下泄，导致血糖异常升高。

2. 中医病机认识

目前对IGT的病机认识尚未统一，包括阴虚燥热、痰瘀互结、脾虚、肝郁、肾虚等在内的病机要素均有提及。

（1）阴虚燥热。多数医家认为糖耐量受损以阴虚为多见，或者可以见到气阴两虚。中医认为气虚化生无权，精微难以输布就会产生各种症状。联系我们的日常生活，如果烧水时只有火而没有水，就会导致锅底发热，热气上蒸。同样，人体阴津不足的时候就会有燥热产生，老年患者还可以见到阴虚与燥热交错，中青年则多以燥热为主，这时候大部分患者有口渴、乏力、五心烦热、大便干结、脉沉细数等表现。

（2）痰瘀互结。糖耐量受损初期阶段患者多见肥胖体型。这是因为糖耐量受损患者平素都嗜食膏粱厚味，存在不同程度的超重、肥胖。中医认为肥人多痰，嗜食肥甘，容易导致脾失健运，痰浊内生，影响血脉则致瘀阻，且患者多缺乏运动，日久则气机郁滞，气滞也会加重血瘀，因此中医提出糖耐量受损的病理基础有气机郁滞、痰凝血瘀。

（3）脾虚。有专家认为脾虚运化功能失常是IGT的主要病机。中医讲脾胃是主运化的，脾胃功能差，不能正常消化摄入的水谷，人体就得不到滋养。所以"脾虚"也是糖耐量受损发生的重要病机。

（4）肝郁。情志不畅能生百病，糖耐量受损也不例外。在我们中医古籍中也谈到情志对于疾病的影响，如《灵枢·五变》曰："怒气上逆，胸中蓄积，血气逆留……转而为热，热则消肌肤，故为消瘅。"《素灵微蕴·消渴解》言："消渴病，则独责之肝木，而不责之肺金。"所以有专家认为除脾虚外，肝郁也是糖耐量受损的主要病机。

（5）肾虚。肾为先天之本，内藏元阴元阳，元阴不足则诸脏失养，元阳虚弱则诸脏失其温煦。潘善余根据《灵枢·刺节真邪》"真气者，所受于天，与谷气并而充身也"的论述，结合现代遗传学研究认为胰岛素抵抗与遗传易感性有关，真气不足所致的气机失调、气化失常引起的糖代谢紊乱是糖耐量受损发生的内因，因此糖耐量受损的发病与肾虚有关。

三、中医治疗糖耐量受损的原则

1. 节饮食

中医重视饮食在糖耐量受损中的干预作用，部分学者认为"六郁"是该病的主要病因，而六郁中以食郁为先，即"民以食为天""病从口入"，所以一定要注重饮食在疾病发生中的重要影响。脾胃是人体重要的脏腑，如果饮食不节，损伤脾胃，百病随之而生，而对于糖耐量受损的人更应该节饮食，管住嘴。

2. 适运动

运动与饮食控制同等重要。饮食贵有节，运动要有度。巢元方《诸病源候论》提出消渴者应"先行一百二十步，多者千步，然后食"；《外台秘要》认为"食毕即行走，稍畅而坐"有益养生。运动要因人而异，不宜过度，要循序渐进、持之以恒。运动形式上，传统保健运动如太极拳、八段锦、太极剑等有一定优势，也可采用散步、快走、健身操等方式。

3. 畅情志

中医重视情志致病，朱丹溪创"六郁"理论，认为"气血冲和，万病不生，一有怫郁，诸病生焉""百病生于气"，在"六郁"中，气郁而湿滞，湿滞而成热，热郁而成痰，痰滞而血不行，血滞而食不化，强调气郁对疾病的作用。气郁与肝主情志密切相关，人作为社会关系中的复杂体，时刻都会受到情志的影响，因此糖耐量受损者调畅情志、正确认识疾病、保持乐观的心态都是防治疾病的重要措施。

4. 中医药干预

中医药干预措施较多，包括中药、中医药膳、针灸、推拿以及耳穴等多种治疗方式。预防糖尿病发生而进行糖耐量受损干预治疗符合中医学的"治未病"理念，治疗方面讲究辨证论治，对患病人群能够实现个体化治疗，特色鲜明。

四、中医治疗糖耐量受损的优势

中医学有着几千年的历史，讲究整体合参，辨证论治，治疗很多疾病都有自己的优势，尤其在慢性病防治上有独到之处。

第一，中医自古以来重视"不治已病治未病"，在"未病"防治上有丰富的理论基础和多种治疗方法；第二，中医重视"辨证论治"，能够依据个体情况进行施治，针对性强；第三，中医的治疗依赖性小，没有"上瘾"问题；第四，也是与西医区别最大的一点，中医治病本质是帮助患者重建体内的阴阳平衡，使人体自身有能力抵抗外邪，疾病也就被战胜了。

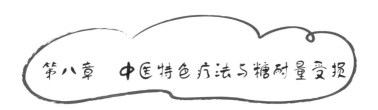

第八章 中医特色疗法与糖耐量受损

一、中药

在中药药理研究领域，单味中药及中药提取物的研究具有重要意义。高世荣采用还原苦瓜素含片治疗 64 例糖耐量受损患者 12 个月后，与对照组单纯生活干预相比，前者空腹及餐后两小时血糖水平降低明显；严光等用银杏叶提取物对糖耐量患者进行干预治疗，效果明显；李翠萍等用芪麦降糖饮对糖耐量受损患者进行干预并随访观察 1 年，中药干预组的糖耐量试验餐后两小时及空腹胰岛素明显下降，胰岛素敏感指数显著增高，各项指标的改善优于对照组，中药干预组的正常糖耐量年转化率也明显高于对照组。以上对糖耐量受损的中药研究均取得了良好的疗效，这也为糖耐量受损中药治疗的研究提供了信心和方向。各项研究表明，中药可有效改善血糖、血脂代谢，降低体内氧自由基，改善微循环，改善机体组织细胞对葡萄糖的利用，增强机体对胰岛素的敏感性，从而发挥其对糖耐量受损的干预作用。中医重视辨证论治，针对不同证型，中药复方有着明显的优势。

二、耳穴

耳穴，顾名思义就是分布在耳朵上的穴位，也叫反应点、刺激点。当人体内脏或躯体有病时，往往会在耳郭的一定部位出现局部反应，如压痛、结节、变色等。这些表现可以作为诊断疾病的参考，或刺激这些反应点（耳穴）来防治疾病。

耳与脏腑经络有着密切的关系。各脏腑组织在耳郭均有相应的反应区（耳穴）。刺激耳穴对相应的脏腑有一定的调治作用。通过针刺放血、耳穴贴压、按摩等方法刺激耳穴以达到治疗目的的方法称为耳穴综合治疗。

1. 耳穴综合治疗机制

中医认为，气血并行于脉中，充润营养全身。人体各项功能活动均依赖于气血正常运行，气血充足，运行正常，则精神饱满，抗病力强，身强体健；反之，气血壅滞、不得宣通，则疾病缠身。耳穴综合治疗具有良好的疏通经络、调和气血、平衡阴阳等作用，能够促进气血正常运行，重点达到"通"的目的，所谓"通则不痛"就是这个道理。

西医学认为，生命的基础是新陈代谢，而人体进行新陈代谢有赖于健全的血液循环。营养物质和氧气的运输需要血液的流动，良好的血液循环能为机体营造良好的内环境，从而保证人体健康。反之循环差，血运不良，可使组织和器官缺氧，处于恶性循环状态，于是"百病乃变化而生"。有研究表明，运用耳穴刺血就可以促进血液循环、改善组织供血供氧、提高机体免疫功能。另外，耳穴具有接受各种信息的功能，由各种传递途径将某种刺激信号传递到相关部位，如神经的传递作用和体液调节作用，从而达到治疗目的。目前，耳穴综合治疗的理论依据主要有经络学说、神经－体液学说、生物全息学说、胚胎倒置学说、免疫学说等。

2. 耳穴综合治疗分类

常见的耳穴综合治疗有耳穴压丸、耳穴放血、耳穴按摩等。

（1）耳穴压丸：又称耳穴压迫法、耳穴贴压法、耳穴压籽法或压豆法。是在耳穴表面贴敷小颗粒状药物的一种简易刺激方法。本法不仅能收到针刺、埋针的同样效果，而且安全无痛，副作用小，不易引起耳软骨膜炎，还能起到持续的刺激作用。患者可以不定时地按压以加强刺激，应用极其简便。

（2）耳穴放血：耳穴放血法是用三棱针或小手术刀在耳部穴位及静脉处进行点刺、切割放血的一种治疗方法。放血治疗可谓人类历史上古老的医疗方法了，很早以前，我们的祖先就在劳动和实践中逐渐认识到了身体某些部位碰破出血可以治病，于是出现了最早的医疗工具——砭石。自《黄帝内经》起，历代医书均记载有针刺放血疗法。《世医得效方》有"赤眼……挑耳后红筋"的记载，就是现在还常用的耳背静脉放血治疗急性结膜炎之类的疾病。

（3）耳穴按摩：《养性书》中载："以手摩耳轮，不拘数遍，所谓修其城郭，以补肾气，以防聋聩也。"耳穴按摩早已应用到防病保健中。耳穴按摩是指在耳郭不同部位上用双手进行按摩、提捏的一种治疗方法。按摩的方法主要有全耳按摩、手摩耳轮、提捏耳垂等，通过长期按摩，可以激发经气，通经活络。

3. 耳穴综合治疗的疾病种类

耳穴综合治疗在中医治疗中应用较为广泛，具有较好的镇静止痛、调节神经、疏经通络、平衡阴阳、强身健体等作用，做到有病治病，未病先防。治疗的疾病种类有：

（1）各种疼痛性疾病：偏头痛、三叉神经痛、颈肩痛、坐骨神经痛等。

（2）炎症性疾病：中耳炎、牙周炎、咽喉炎、风湿性关节炎、面神经炎、胆囊炎等。

（3）功能紊乱性疾病：肠功能紊乱、便秘、神经衰弱、癔症等。

（4）过敏与变态反应性疾病：过敏性鼻炎、哮喘、过敏性结肠炎、荨麻疹等。

（5）五官科疾病：过敏性鼻炎、中耳炎、耳鸣、听力下降、咽炎、扁桃体炎、口腔溃疡、牙周炎、牙痛、急性结膜炎、麦粒肿、霰粒肿、早期白内障、青光眼、视力模糊、眼疲劳症、视神经炎、近视、弱视等。

（6）儿科疾病：小儿高热、高热惊厥、上呼吸道感染、化脓性扁桃体炎、支气管炎、哮喘、肺炎等。

（7）各种慢性疾病：高血压、高脂血症、糖尿病等。

（8）各种原因引起的发热。

4. 耳穴按压部位

对于糖耐量受损患者，耳穴按压可以选取内分泌、肾上腺、交感、脾、肝、胃、皮质下等穴位。使用时，先局部消毒，包括贴压部位及手部，再将王不留行籽或磁珠贴附于医用胶布中央，贴敷于耳穴上，留置 3 ～ 5 天，两耳交替揉按。兼有失眠者可配神门，皮肤瘙痒者配风溪，腹泻者配大肠俞。

5. 耳穴按压指法

常用的耳压手法有如下 4 种：

（1）对压法：用食、拇指指腹分置耳郭正、背面，相对压迫贴于耳穴的丸，并做左右或圆形移动，至出现胀、痛、热、酸等感觉，一旦找到胀痛最敏感点，则持续对压半分钟左右。本法刺激强烈，适用于急性病证及体质较壮实者。

（2）直压法：用指尖垂直按压穴丸，至产生胀痛感，持续按压半分钟左右，间隔片刻，重复按压 3 ～ 5 次。此法刺激亦较强烈。

（3）点压法：用指尖一压一松间断按压穴丸，压松间隔约 0.5 秒，以略感胀痛为宜，每次按压 1 分钟。本法为弱刺激，适用于慢性病及体质差者。

（4）轻揉按摩法：用指腹呈顺时针方向轻轻压丸旋转，以胀重略痛感为度，每次按压 0.5 ～ 1 分钟。此法刺激最轻，适用于久病体虚、年老体弱者。

6. 耳穴治疗的优势

（1）几乎无毒副作用

耳穴压丸治疗，安全可靠，除极少数人对胶布过敏外，几乎没有副作用，治疗糖尿病这种慢性病尤为适宜。在治疗最初期，耳穴的反应点较为敏感，贴压后可能感到疼痛，但随着治疗的时间延长，不适感会逐渐减弱。

（2）操作方便、易于接受

一方面，当医师选穴贴上磁珠或王不留行籽后，患者可以每天自己按压一定时间，即可达到防治疾病的目的；另一方面，贴一次耳贴一般留置 3～5 天，不影响人们正常的工作和生活，轻轻松松就可以治疗，这对于如今快节奏的生活来说，无异于一种"体贴"的治疗方式。

（3）适应证广

耳穴压丸法除过敏、耳部有皮损外，一般无特殊禁忌证，对人群具有普遍适用性。

（4）疗效显著

动物实验表明，耳穴治疗具有改善糖代谢的作用，可以促使家兔胰岛细胞提前分泌胰岛素，还可以促进胰岛素和 C 肽的释放，保护糖尿病大鼠的胰腺组织。耳穴治疗在改善糖代谢的同时，还可以治疗糖耐量受损的合并症。杨海燕等发现耳穴贴压疗法对糖尿病合并高脂血症患者的血脂具有较好的调节作用，可减少降脂药的用药剂量。

（5）经济性高

治疗糖耐量受损的耳贴一般采用的是王不留行籽，价格非常便宜。

三、针灸

针灸是针法和灸法的总称。针法是指在中医理论的指导下，把针具（通常指毫针）按照一定的角度刺入患者体内，运用捻转与提插等手法对人体特定部位进行刺激，从而达到治疗疾病目的的方法。刺入点一般为人体腧穴，简称穴位。

灸法是以预制的灸炷或灸草在体表一定的穴位上烧灼、熏熨，利用热的刺激来预防和治疗疾病的方法。以艾草最为常用，故而称为艾灸，另有隔药灸、柳条灸、灯心灸、桑枝灸等方法。目前常用的是艾条灸。

针灸疗法以通经脉、调气血、平衡阴阳、调和脏腑，从而达到防治糖耐量异常的目的。针灸治疗可促进胰岛β细胞的分泌，使胰岛素分泌水平增加，从而达到降低血糖的目的。针灸还可以激活糖代谢中某些酶，提高胰岛素受体的敏感性，使胰岛素的生物效应发挥得更加充分。

四、推拿

推拿是一种非药物的自然物理疗法，有"按跷""跷引""案杌"等别称，指医者以不同手法和力度对患者体表受伤部位、特定腧穴、疼痛位置等进行治疗，以达到疏通经络、运行气血、疗伤止痛、扶正祛邪、调和阴阳、延长寿命的目的。

通过拿揉四肢，可在机体主动运动的基础上，增加骨骼肌的被动运动，通过其做功增加对糖的利用与消耗，减轻胰脏负荷。通过掌颤关元，高频率、低振幅、中强度有规律地刺激腹部，使机体副交感神经兴奋性提高，通过增强胃肠蠕动等使平滑肌做功，加速血糖消耗，减轻负荷，促进腺体分泌，使胰岛素水平相对提高，有利于糖的利用、代谢，从而达到降低血糖、保护胰腺、治疗 IGT 的目的。

1. 作用

疏通经络、调和气血、提高免疫力。

2. 主要特点

推拿按摩经济简便，因为它不需要特殊医疗设备，受时间、地点、气候条件的限制也较小，随时随地都可实行，且平稳可靠，易学易用，无任何副作用。正是由于这些优点，按摩成为深受广大群众喜爱的养生保健措施。对正常人来说，能增强人体的自然抗病能力，取得保健效果；对病人来说，既可使局部症状消退，又可加速恢复患处的功能，从而收到良好的治疗效果。

3. 注意事项

推拿保健的时间，每次以20分钟为宜。最好早晚各一次，如清晨起床前和临睡前。若有局部皮肤破损、溃疡、骨折、结核、肿瘤、出血等，禁止做推拿保健。做自我推拿时，最好只穿背心短裤，操作时手法尽量直接接触皮肤。推拿后有出汗现象时，应注意避风，以免感冒。此外，过饥、过饱、酗酒或过度疲劳时，也不宜做保健推拿。

五、足疗

足浴疗法在中医文化中源远流长，它源于我国远古时代，是人们在长期社会实践中知识积累和经验总结的体现，至今已有3000多年的历史。古人曾经有过许多对足疗的经典记载和描述，如"春天洗脚，升阳固脱；夏天洗脚，暑湿可祛；秋天洗脚，肺润肠濡；冬天洗脚，丹田温灼"。苏东坡曰："热浴足法，其效初不甚觉，但积累百余日，功用不可量，比之服药，其效百倍。"又在诗中写道："主人劝我洗足眠，倒床不复闻钟鼓。"陆游道："洗脚上床真一快，稚孙渐长解浇汤。"清朝外治法祖师吴师机在《理瀹骈文》道："临卧濯足，三阴皆起于足，指寒又从足心入，濯之所以温阴，而却寒也。"

1. 作用

促进循环、调节神经、疏经活血。

2. 注意事项

足疗需要脚全部浸泡在水中，既然是泡，就要体现出一个"泡"字来。"泡"在这里体现的是水要多，热量要够，时间要长（水温以 40 ~ 50℃为宜，水量以淹没脚的踝部为好，双脚浸泡 5 ~ 10 分钟即可）。不能随便拿一个盆放点水就行，那样是起不到养生作用的，最多也就是洗脚，而不是泡脚足疗。泡脚的同时，可用手缓慢、连续、轻柔地按摩双脚，先脚背后脚心，直至发热为止，这样能使局部血管扩张，末梢神经兴奋，血液循环加快，新陈代谢增强。也可在浴水中加入某些药物。

3. 容器选择

（1）质地应无害、安全、保温性能好。

（2）一般泡脚盆的高度最好超过 20 厘米。

（3）可买一些具有物理治疗功能的浴足器。

六、拔罐

拔罐法古称角法，又称吸筒法。随着医疗实践的不断发展，不仅罐的质料和拔罐的方法不断得到改进和发展，而且治疗的范围也逐渐扩大，外科、内科等都有它的适应证，并经常和针刺配合使用。

通过拔罐的方式可以使人体汗孔扩张，刺激皮脂腺功能和汗腺功能，加速衰老细胞的脱落，加速排出体内废物和毒素。通过吸拔人体局部部位，能够对内分泌进行调整，使人体体内的气血实现平衡，促进肠胃蠕动，加速淋巴液和血液循环，促进新陈代谢。这样不但可以减去体内多余的脂肪，还能够减去体表脂肪，实现减重的目的。

1. 常用方法

火罐法、水罐法、抽气法。

2. 应用

临床应用拔罐法时，可根据不同病情，选用不同的拔罐法。常见的拔罐法有以下 6 种：留罐、走罐、闪罐、留针拔罐、刺血拔罐、药罐。

3. 适用范围

拔罐法具有通经活络、行气活血、消肿止痛、祛风散寒等作用。其适用范围较为广泛，如风湿痹痛，各种神经麻痹，以及一些急慢性疼痛，如腹痛、腰背痛、痛经、头痛等，还可用于感冒、咳嗽、哮喘、消化不良、胃脘痛、眩晕等脏腑功能紊乱方面的病证。此外，如丹毒、红丝疔、毒蛇咬伤、疮疡初起未溃等外科疾病亦可用拔罐法。

4. 注意事项

若烫伤或留罐时间太长而皮肤起水疱时，小的无须处理，仅敷以消毒纱布，防止擦破即可。水疱较大时，患者应及时到医院就诊，用消毒针将水疱刺破放出水液，涂以龙胆紫药水，或用消毒纱布包敷，以防感染。若皮肤有过敏、溃疡、水肿及大血管分布部位不宜拔罐。高热抽搐以及孕妇的腹部、腰骶部，亦不宜拔罐。

七、揿针

揿针，揿的意思为用手按，所以揿针的意思是用手按下去的针，揿针是一种新型的皮内针，即将极短极细的针具刺入皮下，留置一段时间后取出，用于加强穴位的刺激，有持续性的作用。

研究表明揿针对糖尿病患者的空腹血糖水平、餐后两小时血糖水平、糖化血红蛋白水平及 OGTT 水平均有明显抑制作用。糖尿病埋穴：主穴取内关、合谷、曲池、三阴交、太溪、安眠、血海、丰隆等，配穴取外关、足三里、阳陵泉、内庭、手三里等。揿针持续埋藏于皮内或皮下，给予特定腧穴持久而柔和的良性刺激，可以达到行气活血、疏通经络、促进代谢的治疗目的。揿针治疗不仅痛苦小，且依从性佳，对穴位可以持久刺激，有利于控制血糖。

1. 优势

（1）揿针为皮内针，针具极短极细，浅刺久留针，可达到长效针感，减少病人反复就医的次数，适应目前社会快节奏生活。

（2）揿针针具短细光滑，外层用特殊胶布覆盖，刺入后形成封闭空间，防水防感染。刺入后可自由活动，并不会影响患者正常学习生活，到时间后自行撕下，安全且方便。

（3）揿针刺入时间极快，痛感轻，能极大减轻患者针刺痛苦，又能达到对穴位的刺激作用，易被接受，尤其在儿科具有极大的推广价值。儿童依从性差，喂药困难，若有符合相关适应证的儿童，通过揿针就可达到极好的效果，且没有副作用。

（4）揿针一次治疗，可以长时间起效，且作用持续，减少患者治疗费用，减轻医疗负担。

2.适应证

（1）咽喉科：慢性咽炎、声带小结、声带息肉等。

（2）鼻科：过敏性鼻炎、小儿鼾症、鼻窦炎、急性鼻炎等。

（3）耳科：耳鸣，耳聋等。

（4）眼和附器：近视、麦粒肿等。

（5）呼吸系统：感冒、咳嗽、小儿哮喘、过敏性鼻炎等。

（6）消化道：小儿积食、消化不良、腹泻、腹胀等。

（7）皮肤和皮下组织：痤疮、扁平疣等。

（8）肌肉骨骼系统和结缔组织：颈椎病、肩周炎、腰椎间盘突出、膝骨性关节炎等。

（9）精神和行为障碍：失眠、抑郁等。

（10）妇科：痛经等。

（11）神经系统：面肌痉挛、眼睑痉挛、偏头痛、三叉神经痛等。

（12）内分泌、营养和代谢病：肥胖等。

3.使用注意事项

揿针刺入后夏季可携带 2～3 日，秋、冬季可携带 3～5日，遵医嘱可在贴刺部位用手揉按加强刺激，到时间后自行撕下，撕下后会有细小的红点，不需其他处理。携带期间偶尔有瘙痒及轻微刺痛，为针刺入皮下后正常反应。贴刺部位沾水后用纸或毛巾轻轻拍干即可，不要用手平搓；出汗较多，汗液会减少胶布的黏性，因此要避免大汗淋漓。

八、火针

火针，是用火烧红的针尖迅速刺入穴内以治疗疾病的一种方法。早在《灵枢·官针》中就记有"焠刺者，刺燔针则取痹也"。《伤寒论》中也论述了火针的适应证和不宜用火针医治的病证。《千金翼方》有"处疗痈疽，针惟令极热"的论述。《针灸大成》中总结了明以前用火针治疗的经验。

火针能显著降低肥胖患者的体重、身体质量指数、脂肪率、臀围、腰围及腰臀比。火针疗法利用温热刺激，既可开启经络的外门，使病邪有出路，又能促进气血运行，达到健脾益气除湿的目的。

适应证：火针有温经通络、祛风散寒的作用。主要用于治疗痹证、胃下垂、胃脘痛、泄泻、痢疾、阳痿、瘰疬、风疹、月经不调、痛经、小儿疳积、扁平疣、痣等。

总之，火针疗法经历了数千年的积淀，已经形成鲜明的特色，具有确切的疗效。随着时代的进步，科学技术的突飞猛进，我们不仅要继承古人火针疗法的经验，而且要利用现代科学技术使其得到发展，并赋予它新的内涵，从而使这一古老而独特的针灸疗法更加适应社会发展与人类健康的需求。

九、小针刀

1976年，北京中医药大学针刀医学中心主任、针刀医学创始人朱汉章教授，当时还是江苏沭阳县一名中医骨伤科医生，在反复探索与实践的基础上，使用一支普通的9号注射器针头为一名外伤所致手指屈伸障碍的患者进行软组织松解后获得成功，解决了困扰许久的关节经络粘连问题，并由此受到启发，设计出了一个新的治疗器具——小针刀，经过逐渐积累总结，发明了"小针刀疗法"。在2003年国家中医药管理局组织由全国27所高等医学院校的29名专家组成的鉴定会上，确立了针刀医学。2005年针刀医学被列入国家重点发展计划"973计划"。

1. 临床应用

（1）颈椎病：椎动脉型颈椎病、神经根型颈椎病。

（2）腰椎病：腰椎间盘突出症、慢性腰肌劳损、第三腰椎横突综合征、腰椎骨质增生、腰椎管狭窄。

（3）软组织损伤：慢性软组织损伤、陈旧性软组织损伤急性发作、部分急性软组织损伤。

（4）滑囊炎、急慢性腱鞘炎和腱鞘囊肿、肌筋膜疼痛综合征。

（5）骨关节病：骨刺、屈指肌腱狭窄性腱鞘炎、膝骨关节炎、跟痛症、肩周炎、肱骨外上髁炎（网球肘）。

（6）神经痛：枕神经痛、带状疱疹后遗神经痛、坐骨神经痛。

（7）其他：整形美容等。

2. 禁忌证

有下列情况者禁止使用针刀：

（1）严重内脏病发作期。

（2）针刀治疗部位有皮肤病、感染及坏死化脓者。

（3）针刀治疗部位有重要的神经、血管和重要脏器不能避开者。

（4）凝血功能障碍者。

（5）诊断不明确者。

（6）体质虚弱、高血压、晚期癌症患者。

（7）严重的骨质疏松症患者。

（8）骨结核病患者。

注意事项：对那些短期治疗效果明显，但长时间后疼痛感复发，尤其是较大部位出现复发情况的患者，一定要注意自己的生活习惯、走路姿势等，避免遭受风、寒、湿、邪的侵袭，防止因局部缺乏运动造成粘连。

十、中药熏蒸

清代陈士铎在《石室秘录》中指出"肥人多痰，乃气虚也，虚则气不运行，故痰生之"，阐述了气虚导致脾胃运化失调，痰湿内停，最终形成肥胖。肥胖者多由脾虚、痰湿盛导致，因此选取健脾利湿化痰之品，将中药煎煮后外用熏蒸，药液蒸腾后，可使全身肌肤腠理打开，药力由外逐步入内，有效成分得以吸收。中药熏蒸治疗还有降低腹围、臀腰比的作用。

1. 功效

疏通经络、净血排毒、消毒杀菌、缓解疲劳、活化细胞、强化机能、减肥瘦身、美容除斑、改善睡眠、预防冻疮。

2. 应用

（1）精神疾病：失眠症、抑郁症、焦虑症、头痛、精神障碍、精神分裂等。

（2）风湿类疾病：风湿性关节炎、类风湿关节炎、强直性脊柱炎等。

（3）骨伤类疾病：腰椎间盘脱出症、肩周炎、退行性骨关节病、各种急慢性软组织损伤等。

（4）皮肤类疾病：银屑病、硬皮病、皮肤瘙痒症、脂溢性皮炎等。

（5）内科疾病：感冒、咳嗽、高脂血症、高蛋白血症、糖尿病、失眠、神经官能症、血栓闭塞性脉管炎、慢性肠炎等。

（6）妇科疾病：痛经、闭经等。

3. 优势

直达病灶，对脾胃的毒副作用小，绿色纯天然，享受治疗过程，经济实惠。

4. 注意事项

（1）防止烫伤。

（2）小儿及智能低下、年老体弱者需家属陪同，熏蒸时间不宜过长。

（3）治疗期间控制辛辣、油腻、甘甜等食物摄入。

（4）治疗期间，停用各种洗面奶。

（5）做完熏蒸后要喝 300 ～ 500mL 的白开水。

5. 熏蒸禁忌

孕妇、月经期妇女、严重出血、心脏病、高血压、结核病、心衰和肾衰、动脉瘤、温热感觉障碍、病危等患者禁用。

十一、穴位贴敷

穴位贴敷疗法，是以中医经络学说为理论依据，把药物研成细末，用水、醋、酒、蛋清、蜂蜜、植物油、清凉油、药液甚至唾液调成糊状，或用呈凝固状的油脂（如凡士林等）、黄醋、米饭、枣泥制成软膏、丸剂或饼剂，或将中药汤剂熬成膏，或将药末散于膏药上，再直接贴敷穴位或患处（阿是穴），用来治疗疾病的一种无创痛穴位疗法。它是中医治疗学的重要组成部分，是我国劳动人民在长期与疾病做斗争中总结出来的一种独特的、行之有效的治疗方法，它经历了反复实践、认识、再实践、再认识的发展过程，疗效确切。

特点：

1.作用直接，适应证广

穴位贴敷疗法通过药物直接刺激穴位，并通过透皮吸收，使局部药物浓度明显高于其他部位，作用较为直接，其适应证遍及临床各科，"可与内治并行，而能补内治之不及"，对许多沉疴痼疾常能取得意想不到的功效。

2.用药安全，诛伐无过

穴位贴敷疗法不经胃肠给药，无损伤脾胃之弊，治上不犯下，治下不犯上，治中不犯上下。即使在临床应用时出现皮肤过敏或水疱，中止治疗后给予对症处理，症状很快就可消失，并可继续使用。

3.简单易学，便于推广

穴位贴敷的药物配伍及制作简单，易学易用，不需特殊的医疗设备和仪器。无论是医生还是患者、家属，多可兼学并用，随学随用。

4.取材广泛，价廉药简

穴位贴敷法所用药物除极少数是名贵药材（如麝香）外，绝大多数为常见中草药，价格低廉，甚至有一部分来自生活用品，如葱、姜、蒜、花椒等，且用药量很少，既价格低廉，又节约药材。

5.疗效确切，无创无痛

贴敷疗法集针灸和药物治疗之所长，所用药方配伍组成多来自临床经验，经过了漫长岁月和历史的验证，疗效显著，且无创伤无痛苦，对惧针者、老幼虚弱者、无法服药者、补泻难施之时、不能服药之症等尤为适宜。

十二、穴位埋线

穴位埋线疗法是根据针灸学理论，通过针具和药线，在穴位内产生刺激经络、平衡阴阳、调和气血、调整脏腑的效果，达到治疗疾病的目的。其适应证非常广泛，尤其是对药物久治不愈的一些慢性病或疑难病，往往获得意想不到的疗效，如治疗三叉神经痛，该方法既可以止痛，且不损伤神经，远期疗效较好。埋线疗法具有操作简单、治疗次数少、患者痛苦小、花钱少等特点，值得推广。

近年来，穴位埋线疗法对减肥的疗效已被临床证实。穴位埋线疗法需要根据患者的个体差异进行辨证论治，穴位的多点持续刺激可兴奋交感神经，增加胰岛素敏感性，加速脂肪分解和糖脂能量代谢，抑制食欲，减少能量摄入，从而起到疏经通络、调气和血、减肥降糖的作用。

1. 主要作用

协调脏腑，平衡阴阳；疏通经络，调和气血；补虚泻实，扶正祛邪。

2. 注意事项

（1）埋线后局部出现酸、麻、胀、痛的感觉是正常的，是刺激穴位后针感得气的反应。体质较柔弱或局部经脉不通者更明显，一般持续时间为 2 ～ 7 天。

（2）埋线后 6 ～ 8 小时内局部禁沾水，不影响正常的活动。

（3）局部出现微肿、胀痛或青紫现象是个体差异的正常反应，是由于局部血液循环较慢，对线体的吸收过程相对延长所致，一般 7 ～ 10 天即能缓解，不影响疗效。

（4）体型偏瘦者或局部脂肪较薄的部位，因其穴位浅，埋线后可能出现小硬节，不影响疗效，但吸收较慢，一般 1 ～ 3 个月可完全吸收。

（5）女性在月经期、妊娠期等特殊生理时期尽量不埋线，对于月经量少或处于月经后期患者可由医生视情况埋线。

（6）皮肤局部有感染或有溃疡时不宜埋线。肺结核活动期、骨结核、严重心脏病、瘢痕体质及有出血倾向者等均不宜使用此法。

（7）此疗法无毒副作用，分为埋线治疗期（15 天埋线一次，3 次为一疗程）和埋线巩固保健期（1 ～ 2 个月埋线一次，3 次为一疗程）。

（8）可食用食物：黄瓜、冬瓜、芹菜、牛肉、鸡肉、兔肉、鸭肉、鸡蛋、牛奶、豆浆、草莓、酸梨、西红柿、苹果等。

（9）埋线后宜避风寒、调情志，以清淡饮食为主，忌烟酒、海鲜及辛辣刺激性食物。

（10）如果埋线后局部出现红肿热痛者，及时与医生联系，做相应抗感染处理。

十三、穴位注射

穴位注射法，是将药水注入穴位以防治疾病的一种方法。它可将针刺刺激、药物的性能及对穴位的渗透作用相结合，发挥综合效应，故对某些疾病有特殊的疗效。

有研究表明穴位注射黄芪注射液后胰岛细胞功能有所恢复，可能是通过恢复胰岛 β 细胞功能、改善胰岛素延迟分泌等发挥作用。

注意事项：

1.治疗时应对患者说明治疗特点和注射后的反应。如注射后局部可能有酸胀感，48 小时内局部有轻度不适，有时持续时间较长，但一般不超过 1 日。

2.严格消毒，防止感染，如注射后局部红肿、发热等，应及时处理。

3.注意药物的性能、药理作用、剂量、配伍禁忌、副作用、过敏反应、有效期、药液有无沉淀变质等情况。凡能引起过敏反应的药物，如青霉素、链霉素、普鲁卡因等，必须先做皮试，阳性反应者不可应用。副作用较强的药物，使用亦当谨慎。

4.一般药液不宜注入关节腔、脊髓腔和血管内，否则会导致不良后果。此外，应注意避开神经干，以免损伤神经。

5.孕妇的下腹部、腰骶部和三阴交、合谷穴等部位不宜用穴位注射法，以免引起流产。年老体弱者，选穴宜少，药液剂量应酌减。

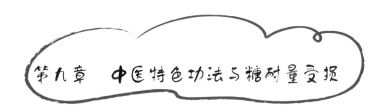

第九章 中医特色功法与糖耐量受损

一、健身气功

健身气功是将自身形体活动、呼吸吐纳、心理调节相结合的传统民族体育项目，是中华悠久文化的重要组成部分。

1. 调身

调身就是指自觉调整身体姿势或动作，也叫作练形。调身的重要作用是将人体的姿势调整到最自然、最舒适的状态，促使全身经络疏通、气血畅达。这对增强体质、消除紧张和疲劳、改善睡眠、促进食欲等都有较多好处。

2. 调息

调息就是指自觉调整呼吸。呼吸的方法有很多，调息要求在练功时必须采取一定的呼吸方法，不同于无意识的平常呼吸，要适当调节平常呼吸的方式、节律、频率和深度，从而协调脏腑功能。

调息的方法主要采取口鼻的呼吸，运用呼吸肌和腹肌，配合意念或动作，调节呼吸的时相和速度等。总之，调息要求在调身的基础上呼吸自然、先易后难、先顺后逆，大多要求呼吸柔、细、匀、长，并与动作配合，不要追求某种特殊呼吸。

3. 调心

调心就是要求在练功过程中排除杂念和各种不良情绪，逐渐建立良好的心理状态，发挥良性思维的能动作用。调心有利于调节大脑和脏腑的功能。实践证明，调身、调息、调心三者配合能取得良好的效果。

调心的方法很多，如"松静法"，就是在调身、调息的基础上，逐步使自己的身体放松，感觉全身轻松、自然、舒适，心态平静。当然练功时也不要太注重调心，否则容易出现"入魔"偏差。

进行健身气功训练能够产生两方面的积极影响：一方面是对身体的积极影响，进行健身气功训练能够增强体质，提高机体免疫力，放松精神，提高学习和工作效率，同时延缓机体衰老，提高身体机能，预防冠心病、高血压、糖尿病、慢性支气管炎等多种疾病。另一方面对精神上也有积极的影响，能够让更多的人了解到中国文化之魅力，引导更多人学习中国文化。

二、八段锦

八段锦功法是一套独立而完整的健身功法，起源于北宋，至今有八百多年的历史。古人把这套动作比喻为"锦"，意为五颜六色，美而华贵。八段锦因其动作舒展优美，素有"祛病健身，效果极好，编排精致，动作完美"的评价。现代的八段锦在内容与名称上均有所改变，此功法分为八段，每段一个动作，故名为"八段锦"，练习无须器械，不受场地限制，简单易学，节省时间，且老少皆宜，效果良好。

有研究表明八段锦可改善糖耐量受损患者的糖脂代谢水平及胰岛素分泌水平，并且可以促进代谢平衡，改善人体能量代谢，改善糖耐量受损患者的身体机能。八段锦的干预效果与抗阻运动相当，可作为糖耐量受损患者有效安全的运功方式之一。

1. 功法特点

柔和缓慢，圆活连贯，松紧结合，动静相兼。

2. 练习要领

松静自然，准确灵活，练养相兼，循序渐进。

3. 动作名称

两手托天理三焦，左右开弓似射雕，调理脾胃臂单举，五劳七伤往后瞧，摇头摆尾去心火，两手攀足固肾腰，攒拳怒目增气力，背后七颠百病消。

三、太极拳

太极拳是我国国家级非物质文化遗产，它以中国传统儒、道哲学中的太极、阴阳理念为核心思想，集颐养性情、强身健体、技击对抗等多种功能为一体，结合易学的五行变化理论、中医经络学、导引术和吐纳术，形成一种内外兼修、柔和、缓慢、轻灵、刚柔相济的中国传统拳术。作为一种饱含东方包容理念的运动形式，其练习者针对意、气、形、神的锻炼，非常符合人体生理和心理的需求，对人体身心健康有极大的促进作用。

特点：太极拳含蓄内敛、连绵不断、以柔克刚、急缓相间、行云流水的拳术风格使练习者的意、气、形、神逐渐趋于圆融一体的至高境界，而其对于武德修养的要求也使得练习者在增强体质的同时提高自身素养，促进人与自然、人与社会的融洽与和谐。同时，太极拳也包含对身体素质的训练，讲究刚柔并济，而非只柔无刚的表演，具有全面性、适应性、安全性的特点。

陈氏太极拳练习要点。

1. 要求

（1）静心用意，呼吸自然。

（2）中正安舒，柔和缓慢。

（3）动作弧形，圆活完整。

（4）连贯协调，虚实分明。

（5）轻灵沉着，刚柔相济。

太极拳对人体各部位姿势的要求如下：

头——保持"虚领顶劲"，有上悬意念，不可歪斜摇摆，眼要自然平视，嘴要轻闭，舌抵上颚。

颈——自然竖直，转动灵活，不可紧张。

肩——平正松沉，不可上耸、前扣或后张。

肘——自然弯曲沉坠，防止僵直或上扬。

腕——下沉"塌腕"，劲力贯注，不可松软。

胸——舒松微含，不可外挺或故意内缩。

背——舒展伸拔，称为"拔背"，不可弓驼。

腰——向下松沉，旋转灵活，不可前弓或后挺。

脊——中正竖直，保持身型端正自然。

臀——向内微敛，不可外突，称为"溜臀""敛臀"。

胯——松正含缩，使劲力贯注下肢，不可歪扭、前挺。

腿——稳健扎实，弯曲合度，转旋轻灵，移动平稳，膝部松活自然，脚掌虚实分清。

2. 要领

虚领顶劲；含胸拔背、沉肩垂肘；手眼相应，以腰为轴，移步似猫行，虚实分清；意体相随，用意不用力；意气相合，气沉丹田；动中求静，动静结合；式式均匀，连绵不断。

打太极拳要求松静自然，这使大脑皮层一部分进入保护性抑制状态而得到休息。同时，打拳可以活跃情绪，对大脑起调节作用，而且打得越是熟练，越要"先在心，后在身"，专心于引导动作。这样长期坚持，会使大脑功能得到恢复和改善，消除由神经系统紊乱引起的各种慢性病。太极拳要求"气沉丹田"，有意地运用腹式呼吸，加大呼吸深度，因而有利于改善呼吸功能和血液循环。通过轻松柔和的运动，可以使年老体弱的人经络舒畅，新陈代谢旺盛，体质得到增强。太极拳近百年来之所以在国内外逐渐得到推广，就是因为它具有防病治病的作用，对糖尿病、神经衰弱、心脏病、高血压、肺结核、气管炎、溃疡病等多种慢性病都有一定预防和治疗作用。病情严重的患者，要在医务人员指导下进行锻炼。

四、五禽戏

五禽戏是中国传统导引养生的一个重要功法，通过模仿虎、鹿、熊、猿、鸟（鹤）五种动物的动作，以保健强身，是中国古代医家华佗在前人的基础上创立的，故又称华佗五禽戏。五禽戏能治病养生，强壮身体。练习时，可以单练一禽之戏，也可选练一两个动作。单练一两个动作时，应增加锻炼的次数。

糖尿病是一种慢性进行性疾病，临床表现为不同程度的高黏滞血症及微循环障碍。血糖和血脂的升高可导致血液凝固性增加，从而引发各种并发症。研究表明，五禽戏可以改变 2 型糖尿病患者的血液流变性。糖耐量受损患者常练五禽戏，可以调整人体阴阳、疏通经络、和畅气血，起到增强体质、祛病延年的作用，对控制病情进展，提高患者的健康水平具有重要的意义。

五禽戏是一种外动内静、动中求静、动静俱备、刚柔相济、内外兼练的仿生功法，与太极拳、柔道相似。锻炼时要注意全身放松、意守丹田、呼吸均匀，做到外形和神气都要像五禽，达到外动内静、动中求静、有刚有柔、刚柔并济、练内练外、内外兼备的效果。

表6　五禽戏的特点及动作要领

戏种	模仿神态表现	基本动作	作用
熊戏	如熊样浑厚沉稳，表现出撼运，抗靠步行时之神态，笨重中寓轻灵	熊步势，撼运势，抗靠势，推挤势	加强脾胃，增强体力
鹤戏	仿其昂然挺拔，悠然自得，表现出亮翅、轻翔、落雁、独立之神态	鹤步势，亮翅势，独立势，落雁势，飞翔势	增强肺呼吸，调运气血，疏通经络
虎戏	目光炯炯，摇头摆尾，扑按、转斗，表现出威猛神态，要刚劲有力，刚中有柔，刚柔并济	虎步势，出洞势，发威势，扑按势，搏斗势	填精益髓，强腰健肾

戏种	模仿神态表现	基本动作	作用
鹿戏	如鹿样心静体松，姿态舒展，表现其探身，仰脖，奔跑，回首之神态	鹿步势，挺身势，探身势，蹬跳势，回首势	舒展筋骨
猿戏	仿其敏捷好动，表现出纵山跳涧，攀树蹬枝，摘桃献果之神态	猿步势，窥望势，摘桃势，献果势，逃藏势	肢体灵活

五、易筋经导引法

易筋经包括内经和外经两种锻炼方法，各有 12 势。易筋经内经采用站式，以一定的姿势，借呼吸诱导，逐步加强筋脉和脏腑的功能。大多数采取静止性用力，呼吸以舒适自然为宜，不可屏气。

古代相传的易筋经姿势及锻炼法有 12 势，即韦驮献杵（有 3 势）、摘星换斗、三盘落地、出爪亮翅、倒拽九牛尾、九鬼拔马刀、青龙探爪、卧虎扑食、打躬势、工尾势等。

易筋经是我国四大传统保健术之一，现代很多实验研究表明其为防治疾病很好的辅助手段，其功法中的伸展、前俯、后仰、摇摆等动作，分别作用于人体的三焦、心肺、脾胃、肾腰等部位和器官，可以防治心火、五劳七伤等。有研究表明它可以从本质上增加能量消耗，减少体脂含量，增加肌肉质量，对机体的内分泌产生深刻的影响，明显改善糖耐量受损。

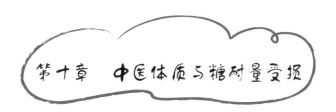

第十章 中医体质与糖耐量受损

一、什么是体质

中医通过认识体质形成了中医体质学，其理论虽形成于《黄帝内经》时代，但《黄帝内经》中并没有体质的明确概念，常用"形""质"等词以表体质之义，如《灵枢·阴阳二十五人》中的"五形之人"，《素问·厥论》中的"是人者质壮"等。《千金要方》称之为"禀质"，《小儿卫生总微方论》称为"赋禀"，明·张介宾在以"禀赋""气质"称谓的同时，在《景岳全书·杂证谟·饮食门》中说"矧体质贵贱尤有不同，凡藜藿壮夫，及新暴之病，自宜消伐"，明确提出了"体质"一词。赵献可则称为"气禀"，明清时期亦有医家称之为"气体""形质"等。大约明末清初，人们逐渐接受"体质"一词，普遍用它来代表个体的生理特性。

西医关于体质的概念，在体质人类学、解剖学、医学人类学等不同学科所下定义不尽相同。《辞海》的定义为：人体在遗传性和获得性的基础上表现出来的功能和形态上相对稳定的固有特性。以此为基础，可以认为体质是人群及人群中的个体在遗传的基础上，在环境的影响下，在其生长、发育和衰老的过程中所形成的结构、机能和代谢上相对稳定的特殊性。它在生理上表现为机能、代谢以及对外界刺激反应等方面的个体差异性；在病理上表现为个体对某些病因和疾病的易感性，以及产生病变类型与疾病传变转归中的某种倾向性。每个人都有自己的体质特点，这一特点或隐或显地体现于健康和疾病过程中。因此，体质实际上就是人群在生理共性基础上，不同个体所具有的生理特殊性。

尽管中医、西医对体质的认识不尽相同，但我们明白的是体质与健康密切相关，如果把健康比作一幅美丽的风景画，那么体质就是图画的底色，若底色不好看，风景自然也不会美丽。

二、什么是偏颇体质

目前常用的是中医体质九分法。其中，除平和质一种为最佳外，气虚质、阳虚质、阴虚质、痰湿质、湿热质、气郁质、血瘀质、特禀质八种均属偏颇体质。可以说，其他八种体质是由健康的平和体质慢慢地向亚健康甚至是疾病渐变的过程。就好比疾病的产生是从无到有，邪气入侵，正不压邪的过程。如果体质没有固定在平和的状态上，那么就会持续出现一系列的症状。当生理指标发生异常变化的时候，偏颇体质会处于一种常态，即身体的不健康状态。

如果是健康平和体质的人，就不属于任何一种偏颇体质。如果身体已经处于亚健康的状态，就有可能是一种或多种偏颇体质的混合。根据疾病诱因的多少，体质会出现一定的混合性。比如长期吃肉容易出现不定时的心慌和心悸等心前区的不适感，这种情况就有可能是痰湿体质和血瘀体质的混合；经常感冒不容易好并且拉肚子，很有可能是气虚体质和痰湿体质的混合；很容易口渴，脸上经常发烫或者出汗，晚上睡不好觉，白天容易犯困，很有可能是阴虚体质和气虚体质的混合。老年人经常感冒但不发热，而且痰特别多，每次到季节转换或者是天气急剧变化，就会有某种疾病发作，很有可能是阳虚、血瘀、痰湿三种偏颇体质的混合。大多数人并非只有一种偏颇体质，而是以混合型为主。

三、体质分几种

古今医家对体质的分类方法众多。《黄帝内经》曾提出阴阳含量划分法、五行归属划分法、形态与机能特征分类法等，张介宾等采用藏象阴阳分类法，叶天士等以阴阳属性分类，章虚谷则以阴阳虚实分类。现代医家由于采取的分类方法、观察角度不同，对体质划分的类型、命名的方法也有所不同，有四分法、五分法、六分法、七分法、九分法、十二分法等，每一分类下又常有不同划分方法。比较集中的是六分法、七分法与九分法，其划分的基础是人体生命活动的基本物质——气、血、津液及阴阳的盛衰变化。

北京中医药大学中医体质课题组历经30余年研究，通过对21948例流行病学调查得出人群中存在九种体质类型，"亿万苍生，人有九种，一种平和，八种偏颇"，分别是平和质、气虚质、阳虚质、阴虚质、痰湿质、湿热质、血瘀质、气郁质和特禀质。

平和型较正常，气虚型常无力，阴虚型最怕热，阳虚型最怕冷，湿热型爱出油，气郁型爱失眠，痰湿型易肥胖，血瘀型易健忘，特禀型会过敏。下面简单介绍一下九种体质的不同表现。

1. 平和型

体型匀称健壮，皮肤润泽，精力充沛，饮食正常，睡眠好，二便通畅，性格开朗，社会和自然适应能力强，此为典型的平和体质。这是人群中最好的体质，表示先天禀赋良好，后天调养得当。

2. 气虚型

说话没力气，经常出虚汗，容易呼吸短促，疲乏无力，这就是气虚体质。这种人从性格上来说，一般性格内向，情绪不够稳定，比较胆儿小，做事不爱冒险。此类人群易于感冒，多由先天禀赋不足，后天失养，如孕育时父母体弱、早产、人工喂养不当、偏食、厌食，或因病后气亏、年老气弱等导致。

3. 阴虚型

如果一个人怕热，经常感到手脚心发热，面颊潮红或偏红，皮肤干燥，口干舌燥，容易失眠，经常大便干结，那就是阴虚。他们大部分都是性格比较外向好动的，性情是比较急躁的。成因在于先天不足，如孕育时父母体弱，或年长受孕、早产，或后天失养、纵欲耗精、积劳阴亏，或曾患出血性疾病等。

阴虚体质易感病：阴虚内热的基本特征是干枯不滋润，有内热，舌干红少苔，易得结核、肺痨或长期干咳；失眠、耳鸣、健忘、两目干涩；皮肤生斑。阴虚体质的人阴虚内热，火燥，干性皮肤比较多，面色晦暗，或出现较多色素斑，口腔溃疡反复发作；阴虚体质的人如果再有瘀血倾向，比较容易长肿瘤；阴虚体质的人即使形体很瘦，也易血脂偏高，阴虚到一定程度，血液黏稠，就易得高脂血症、高血压；糖尿病初起阶段都是阴虚为主，表现为口干，饮不解渴，皮肤变薄变干，便秘、尿少、尿黄赤，妇女月经减少，或阴道干燥而性交疼痛等。月经通畅时表现为月经提前，如果阴虚比较严重还会出现闭经，叫血枯经闭；形体消瘦，头发、皮肤干枯起皱；耐冬不耐夏，视力减退较快，腰酸腿软。

4. 阳虚型

形体肥胖、肌肉松软，即使夏天也不能在空调房间里多待，因为这些人比较怕冷；总是手脚发凉，不敢吃凉的东西；性格多沉静、内向，这属阳虚体质。阳虚质之人多由先天不足或后天失养，如孕育时父母体弱或年长受孕、早产或年老阳衰等导致。

5. 湿热型

如果你看到一个人，脸部和鼻尖总是油光锃亮，还容易长粉刺、疮疖，一开口就能闻到异味，那他就是湿热体质。这种人还容易大便黏滞不爽，小便发黄，性格多急躁易怒。长期饮酒、饮食上大鱼大肉更容易加重湿热。

湿热体质易感病：湿热体质容易出现脂溢性脱发、痤疮、体味、淋证、泌尿道感染、带下病、膀胱炎、尿道炎、肾盂肾炎；皮肤特别容易生脓肿疮疡、皮肤瘙痒、皮癣、脚癣、体癣、黄疸、肝胆的感染性疾病、筋骨肌肉的疲劳、易腰酸背痛。

6. 气郁型

《红楼梦》中的林黛玉是气郁体质的代表，性格忧郁脆弱。这种人一般比较消瘦，经常闷闷不乐，多愁善感，食欲不振，容易心慌、失眠。这是由于长期情志不畅、气机郁滞而形成的体质状态。

7. 痰湿型

心宽体胖是这类人最明显的特点，腹部松软肥胖，皮肤出油，汗多，眼睛浮肿，容易困倦。性格温和稳重，善于忍耐。

8. 血瘀型

血瘀体质者刷牙时牙龈容易出血，眼睛经常有红丝，皮肤常干燥、粗糙，脱发严重，一般肤色是发暗的，出现瘀斑，常有身体疼痛，容易烦躁，记忆力差，容易健忘。

9. 特禀型

这是由于先天禀赋不足和遗传等因素造成的一种特殊体质。包括先天性、遗传性的生理缺陷与疾病、过敏反应等。过敏是对不同的物质有过敏反应，比如花粉过敏或者某种食物过敏，这就是中医称为特禀体质的表现之一。遗传性疾病有垂直遗传、先天性、家族性特征；胎传性疾病为母体影响胎儿个体生长发育及相关疾病特征。

四、体质可调吗

体质是可以调整的。体质既禀成于先天，亦关系于后天。体质的稳定性由相似的遗传背景形成，年龄、性别等因素也可使体质表现出一定的稳定性。然而，体质的稳定性是相对的，个体在生长壮老的生命过程中，由于受环境、精神、营养、锻炼、疾病等诸多因素的影响，会使体质发生变化。体质具有相对的稳定性，同时具有动态可变性。这种特征是体质可调的基础。药物及有关治疗方法可纠正机体阴阳、气血、津液失衡，是体质可调的实践基础。重视不同体质对疾病与证候的内在联系及对方药等治疗应答反应的差异是实施个体化诊疗，贯彻"因人制宜"思想的具体体现，根据不同体质类型或状态，予以益气、补阴、温阳、利湿、开郁、疏血，以调整机体的阴阳动静失衡倾向，体现"以人为本""治病求本"的治疗原则；及早发现并干预体质的偏颇状态，进行病因预防、临床前期预防、临床预防，实现调质拒邪、调质防病及调质防变，以实践中医"治未病"。

五、体质可变吗

体质是可变的。体质是相对稳定的特质，但其稳定性是相对的，相对稳定意味着体质是可变的。正因为体质的可变性，我们才有了养生和调理体质的基础。导致体质可变性的原因，除人体自身的内因，还可以通过中医养生调理的积极干预，对人体进行科学调养，使病理体质趋向正常体质，保持生命的健康活力。

六、糖耐量受损常见有哪些体质

依据有关资料报道，糖耐量受损的发生与中医体质类型具有相关性。有研究表明糖尿病前期人群的主要体质类型是痰湿质、气虚质、阳虚质，根据此项研究，提出痰湿体质是糖尿病前期人群的主要体质类型。沈世豪在《体质调理对糖耐量受损人群干预效果研究》中写到：通过体质辨识了解到糖耐量受损人群中偏颇体质类型，虚证主要以阴虚体质为多，阳虚质较少；实证主要以湿热体质为多，血瘀体质较少。

七、糖耐量受损患者如何进行体质调理

从中医角度讲，糖耐量受损已经出现了气血阴阳的偏盛偏衰，在体质类型上可以表现出来；从西医角度讲，糖耐量受损的发生是遗传与环境因素共同作用的结果。机体内环境失衡导致糖耐量异常的发生，中西医在认识上是相似的。西医的主要方法是干预患者的生活方式，恢复机体稳态的平衡，而中医的方法则是调节这种体质的偏颇，常见方法有中药、针灸、食疗、穴位埋线，传统运动方式等。基于药食同源的理论，中医体质的调整也可以从调体食品着手。

1. 药食同源

（1）药食同源的定义："药食同源"指中药与食物是同时起源的，许多食物即药物，它们之间并无绝对的分界线。古代医家将中药的四气五味理论运用到食物之中，认为每种食物也具有四气五味。

（2）中药与食物的关系：中药与食物的关系是药食同源。大家知道，中医治病最主要的手段是中药和针灸。中药多属天然药物，包括植物、动物和矿物，而可供人类食用的食物，同样来源于自然界的动物、植物及部分矿物质，因此，中药和食物的来源是相同的。有些东西，只能用来治病，就称为药物，有些东西只能作饮食之用，就称为食物。但其中的大

部分既有治病的作用，同样也能当作食物，叫作药食两用。由于它们都有治病功能，所以药物和食物的界限不是十分清楚。比如橘子、粳米、赤小豆、龙眼肉、山楂、乌梅、核桃、杏仁、饴糖、花椒、小茴香、桂皮、砂仁、南瓜子、蜂蜜等，它们既属于中药，又是大家经常吃的富有营养的可口食品。知道了中药和食物的来源、作用以及二者之间的密切关系，我们就不难理解药食同源的说法了。

中药与食物的共同点是均可以用来防治疾病。它们的不同点是中药的治疗药效强，也就是人们常说的"药劲大"，用药正确时，效果突出，而用药不当时，容易出现较明显的副作用；而食物的治疗效果不及中药那样突出和迅速，食用不当，也不至于立刻产生不良反应。但不可忽视的是，药物虽然作用强但一般不会经常吃，食物虽然作用弱但天天都离不了。我们的日常饮食，除供应必需的营养物质外，还会因食物的性能作用对身体健康产生影响，日积月累，从量变到质变，这种影响就变得非常明显。从这个意义上讲，它们并不亚于中药的作用。因此正确合理地调配饮食，坚持下去，会起到药物所不能达到的效果。

2. 调体食品

（1）什么是调体食品：根据中医五行理论，大自然为人类提供的食物可分为酸、苦、甘、辛、咸五种，五味各有其五行属性。酸属木，苦属火，甘属土，辛属金，咸属水。又因其不同的属性而各有所归，与五脏之气相合，肝喜酸，心喜苦，脾喜甘，肺喜辛，肾喜咸。任何一种食物，只要是身体所需要的，能够产生滋养作用，调整体质，就可以称为调体食品。

（2）调体食品的分类

辛：常见食物有姜、葱、大蒜、香菜、洋葱、辣椒、花椒、茴香、韭菜、酒等。

酸：常见食物有醋、番茄、马齿苋、赤豆、橘子、橄榄、杏、枇杷、桃子、山楂、石榴、乌梅、荔枝、葡萄等。

甘：从五谷杂粮到肉食、果蔬，大都味甘。

苦：常见食物有苦瓜、茶叶、杏仁、百合、菊花、白果、桃仁、槟榔等。

咸：常见食物有盐、海带、海藻、紫菜、海蜇、海参等。

（3）调体食品的作用

①辛入肺，辛味温通，能散能行，能刺激胃肠蠕动，增加消化液的分泌，促进血液循环和新陈代谢。但过食辛味，会耗损肝血而引起筋脉拘急，爪甲枯槁，使肺气过盛，更会对胃黏膜产生强烈刺激。因肝属木，肺属金，金克木，所以"肝病禁辛辣"，有肝脏病的人要少食或不食辛辣食品。

②酸入肝，酸味能收能涩，体虚汗出，肺虚久咳，久泻久痢，遗精滑精，遗尿尿频，食之有辅助治疗作用。但过食酸味会伤脾而使皮肉增厚，失去弹性。脾胃有病者不宜多食酸性食物，因脾属土，肝属木，木克土，所以"脾病禁酸"。多食酸性食物易引起消化功能紊乱，诱发胃肠道痉挛，还会使小便不利，引起水肿。

③甘入脾，能补、能和、能缓，有滋补和中、调和药性、缓急止痛的功用。从五谷杂粮到肉食、果蔬，大都味甘，所以这些食物能养身，补益脏腑功能。但过食甜味，会伤肾、

泄气，而使骨节疼痛，头发脱落。现代医学研究认为，甜食吃得过多会引起血糖升高，胆固醇增加，使人发胖，甚至会诱发心血管疾病，还可造成身体缺钙。

④苦入心，苦味能泄、能燥、能坚，对于辅助治疗热证、火证、气逆喘咳、呕吐呃逆、大便秘结有帮助。过食苦味，会耗伤肺津以致皮肤及毛发枯槁。因肺属金，心属火，火克金，所以"肺病禁苦"。食用苦味过多，会引起大便泄泻、消化不良等，因此不宜多食。

⑤咸入肾，咸味能通下，能软坚，有助于通便，消散结块，过食咸味，会使血管变硬，气血运行不畅，更会加重肾脏负担。因心属火，肾属水，水克火，所以"心病禁咸"，即有心血管疾病、肾病者不宜多食。

（4）调体食品和中药的关系：根据药食同源的理论，调体食品当属于中药（广义），当我们应用中医理论防治疾病的时候，所使用的物质就称为中药（狭义）。当患者处于偏颇体质状态但未达到疾病的诊断标准（即亚健康）时，可以调理体质使人体恢复健康的食物称为调体食品。例如山楂既可以作为药物治疗疾病，也可以作为食品日常食用。

（5）调体食品和中药的区别：调体食品多用于亚健康人群，所以多为较为平和或者略有偏性的部分中药，无须医嘱，可以自行使用，中药（狭义）常用于治疗疾病，除了上述部分外，还包括偏性较重，甚至有毒的部分，必须严格遵医嘱，不可自行使用，例如人参、朱砂、大黄等。

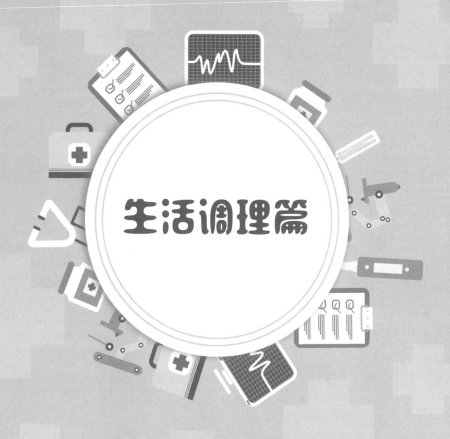

生活调理篇

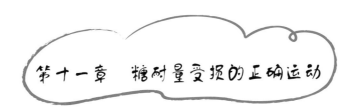

第十一章　糖耐量受损的正确运动

运动能够让全身放松，全身性运动可以提高人体各个器官的机能。身体机能得到改善，抵抗力就会增强，整个人就会精神百倍，神清气爽。

1. 保持皮肤健康

在运动的时候，皮肤的改善最为明显。运动会使皮肤的血液循环加速从而加速代谢，还会让皮肤的毛孔、汗腺等适应冷热的刺激，提高机体防御力和免疫力。

2. 增强心血管供血

喜欢运动的人一般来说心脏功能比较强大，心肌纤维也会增粗，心脏的供血功能得到改善。因此运动是心脏的保护神，可以预防各种心脏疾病的发生。

3. 改善呼吸系统功能

无论是工作还是睡眠，我们每时每刻都在呼吸。我们吸入的不仅仅是空气，同时还有细菌，病毒等。通过呼吸进入人体的细菌病毒极易引发各种呼吸系统疾病。经常运动可大大减少这种情况的发生，因为运动可以增强呼吸肌的力量与耐力，使胸廓发挥更大的作用，排出更多的废气。长期运动会让呼吸变得更加的缓慢，这样会让呼吸肌得到更多的休息时间。

4. 促进消化

当我们在运动的时候，身体内的营养物质也在加速消耗，这个时候会让新陈代谢变得更加旺盛，促进肠胃蠕动，增加消化液分泌，改善胃肠功能。

5. 强壮骨骼

经常运动的人会变得更加灵活，骨骼得到很大的改善。常常运动会让骨骼的骨外层加厚，同时骨质也会更加坚固。

6. 降脂

运动可以加快机体新陈代谢，降低血液中的甘油三酯和胆固醇，从而起到预防动脉硬化、冠心病、高血压、脑中风等的作用，延缓心血管系统的衰老。

7. 有助睡眠

现代人压力大，失眠的人很多。另外，随着年龄的增长，人们的睡眠形式会发生变化，睡眠会变浅。有研究表明，每周 4 次、每次至少用 1 小时来散步和做其他有氧运动的女性，睡眠质量比那些不爱运动的女性高 50%。所以，坚持运动可谓一剂非常有效的"安眠药"。

8. 控制体重，保持身材

运动尤其是有氧运动需要燃烧脂肪来提供能量，运动过程中消耗热量有减脂效果。此外，一些力量型的运动能够很好锻炼人的肌肉，加速代谢，使日常能量消耗增加，避免热量囤积形成脂肪，还会使肌肉有线条感，让人变得健美、阳光。

9. 延缓衰老，延长寿命

随着年龄的增长，人体的各项功能都会有所衰退，而坚持运动会增加肌肉量，即使年老也能依然有一个好体魄，并且运动能让身体各系统功能衰退速度变慢，延长寿命。国外报道人到中年后坚持有氧运动能将生理衰老推迟 12 年之久。

10. 促进思维的活跃

运动使肢体更加灵活，同时会使大脑思维更加灵活，持之以恒的锻炼可以有效促进脑细胞的活跃度，提升我们的智力水平，让我们的思维变得更活跃。

11. 磨炼意志

磨炼意志与克服困难向来是紧密相关的，进行体育运动，要实现强身健体，必须要克服重重困难，用刻苦的训练锻炼身体，用辛勤的汗水磨炼意志，持之以恒，不可"三天打鱼，两天晒网"，只要坚持下去，可达到强身健体和磨炼意志的目的，保持良好的身心状态。此外，经常进行体育锻炼的人，会更加乐观和热情。

二、运动为什么可以降血糖

糖耐量受损者常常合并肥胖、高血压、高脂血症等，通过运动可减少脂肪，降低体重，增强人体对胰岛素的敏感性，使糖耐量恢复正常。有研究表明，体重超过正常值 10% 以上的高血压合并糖尿病患者，体重下降 5kg 就能使胰岛素敏感性增强，血压下降，血糖降低。日本专家研究发现，每日散步两次，每次 30 分钟是预防和治疗糖尿病的"良药"，每散步 1 次，就等于服 1 次降血糖药。散步降血糖的原理是能促进肌糖原和血液中葡萄糖的利用，抑制饭后血糖的升高，减少血糖代谢时的胰岛素消耗量。因此，每日散步两次对糖耐量受损者降低血糖，延缓发展为糖尿病有很大帮助。

三、糖耐量受损患者应该如何运动

糖尿病被认为是一种与缺少运动有关的疾病，而通过运动干预可以显著降低糖尿病发病率，也可降低糖耐量受损的发病率。

虽然运动在糖耐量受损的防治中具有重要地位，但是不正确的运动方式会给患者带来不良反应。不恰当的运动方式、运动强度和运动时间都可导致损伤。

世界卫生组织（WHO）提出：最好的运动是步行，并提出"三五七"方案，这个方案对改善糖耐量受损有积极作用。"三"指每天步行 3 千米，时间在 30 分钟以上；"五"指每周运动不少于 5 次；"七"指运动量以运动后的心率加年龄为 170 次为宜。运动中以有汗出而不大汗淋漓、不大喘气为宜。同时不要空腹运动，以避免引起胰岛素下降而使血糖增加，加重病情。

1. 运动选择

糖耐量受损患者执行运动处方时所选择的运动方式应基于每个人的健康程度和平时的运动习惯。其中最有效的有氧运动是运用大肌肉群完成持续或间歇的运动。主要包括步行、慢跑、自行车、游泳、跳绳、划船和爬楼梯。运动方式的选择还取决于是否有相关的运动设施可供使用，如体育场馆、游泳池、健身中心等。其中大多数运动在中等或中等以下强度时都会对健康有益。

2. 运动频率

合理的运动频率大约是每周 3 ～ 7 次，具体视运动量的大小而定。如果每次的运动量较大，可间隔 1 ～ 2 天，但不要超过 3 天，如果每次运动量较小且患者身体允许，则每天坚持运动 1 次最为理想。

3. 运动时间

随着训练强度的增加，实现提高心肺功能的耐力训练时间越短。低强度、长时间的运动计划可以收到与高强度、短时间运动同样的效果。目前推荐每次 20 ～ 60 分钟的有氧运动，但不包括热身和结束后的整理运动。因为频率的关系，如果有氧运动超过 60 分钟，会增加关节损伤的概率。

4. 运动强度

确定运动强度是运动处方中的关键问题，运动强度应该根据患者的目标量身定制。对于有氧运动来说合理的强度应该是其最大摄氧量的 40% ～ 70%。身体状况欠佳的患者应从最大摄氧量的 40% ～ 50% 开始。训练强度可以运用几种方式安排，最常用的包括目标心率（THR）、计算最大摄氧量、主观体力感觉范畴的设定。在最大运动强度情况下心率和摄氧量呈线性相关，因此，多数情况下是通过心率间接推测患者的摄氧量。

5. 运动时机

患者在按照运动处方进行训练时应特别注意时机的选择。不要在口服降糖药物发挥最大效应时做运动。建议患者在运动时常备些快速补糖食品（如糖块、含糖饼干等），以便及时补充糖分，预防发生低血糖。

6. 运动处方实例

下面以不同运动方式为例分别给出一组不同强度运动处方的参考实例：

A. 一组低强度有氧运动处方

（1）运动目的：增加人体脂代谢，增强有氧运动能力，降低心血管疾病风险，减轻体重和减少体脂含量，增加机体组织对胰岛素的敏感性。

（2）运动项目：中速走（70～80米/分钟）或健身走（90～100米/分钟）。

（3）运动强度：低、中（以目标心率或主观身体感觉计算）。

（4）运动时间：10～15分钟/天。

（5）运动频率：3～4大/周。

B. 一组中强度有氧运动处方

（1）运动目的：增加人体糖、脂代谢，增强有氧运动能力，增强循环呼吸功能，降低心血管疾病风险，减轻体重和降低体脂含量，增加机体组织对胰岛素的敏感性。

（2）运动项目：健身走或慢跑（110～120米/分钟）。

（3）运动强度：中、高（以目标心率或主观体力感觉计算）。

（4）运动时间：30分钟/天。

（5）运动频率：4～5天/周。

C. 一组高强度有氧运动处方（患心血管合并症者禁用）

（1）运动目的：增强机体糖、脂代谢，提高有氧和无氧运动能力，增强循环呼吸功能，控制体重和降低体脂含量，增强机体组织对胰岛素的敏感性。

（2）运动项目：健身走或中速跑（120～140 米 / 分钟）。

（3）运动强度：高（以目标心率或主观体力感觉计算）。

（4）运动时间：30 分钟 / 天。

（5）运动频率：3～4 天 / 周。

D. 一组协调运动处方

（1）运动目的：提高反应判断力，发展平衡及协调能力。

（2）运动项目：①按口令做相反的动作；②加、减、乘、除简单运算后，按得数进行抱团组合活动；③一对一互看对方背后号码游戏；④跳绳、踢毽；⑤打手心手背，叫号留人、追逃游戏；⑥燕式平衡、侧搬腿平衡、单腿跳、原地跳转、前后、左右、交叉的快速移动、单脚为轴的前后转体的移动，右左侧滑步移动。

（3）运动强度：中、高（按目标心率和主观体力感觉计算）。

（4）运动时间：（2～3 次）×（2～3 组），组间休息 5～7 分钟。

（5）运动频率：3～5 天 / 周。

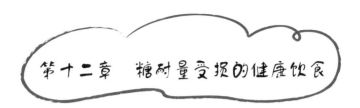

第十二章　糖耐量受损的健康饮食

一、糖耐量受损患者如何控制饮食

1.适度控制饮食。糖耐量受损患者虽没必要过度限制饮食，但要掌握糖尿病患者食谱，按糖尿病患者的饮食标准进餐。糖耐量受损患者应选择无糖食品，适量吃水果。

2.要控制含蔗糖食物的摄入。

3.一日三餐要规律。注意不过量进食，少油，以粗杂粮代替细粮。适当多食用苦瓜、芦笋、山药、香菇、木耳等，有利于降低血糖。

4.补充充足的蛋白质（肾功能不良者除外）。适当食用乳、蛋、瘦肉、鱼、虾、豆制品等优质蛋白质。目前主张蛋白质应占总热量的 10% ～ 20%。

5.保证足够数量的膳食纤维。

6.学会选择降糖食物。如苦瓜、南瓜、葫芦瓜、冬瓜、玉米须、洋葱、大蒜、山药、菠菜、芹菜等，既具有调整血糖的作用，又属于药食同源的食物。如菠菜根粥（含萜类降糖成分），枸杞粥（降糖防脂，增加免疫力），萝卜粥（含双链核糖核酸，有干扰素诱导剂作用）等都可作为日常保健药膳。经常食用可以使食借药力，药借食味，发挥协同作用，改善糖耐量受损，达到防治糖尿病的目的。

7. 少饮酒。糖耐量受损患者应避免饮酒，如果想喝只能少量饮用酒精浓度低的葡萄酒，并且尽量不空腹饮用。

二、孕期出现糖耐量受损该怎么吃

1. 根据体重计算热量。对于糖耐量受损的孕妇而言，可根据体重来计算每日需要的热量，这是一条非常重要的饮食原则，有条件的可以由营养师制定食谱。肥胖孕妇在妊娠期不宜减体重，避免母体内的酮体增加，对胎儿造成不良影响，但总热量摄取不宜过多，以保证正常体重增长为宜；体重较轻或体质虚弱的孕妇，应该供给足够的热量，并根据血糖、尿糖情况随时调整饮食。

女性的标准体重是：身高（厘米）–105= 标准体重（kg）。体重为标准体重的 80% ～ 120% 者需 30kal/（kg·d），标准体重 120% ～ 150% 者需 24kal/（kg·d），大于 150% 的为 12 ～ 15kal/（kg·d）。热量分配为早餐摄入 10% 的热量，午餐和晚餐各 30%，平常加餐共为 30%。例如：每日主食（米、面）300 ～ 350g，蛋白质 75 ～ 100g，脂肪约 50g，以豆油、玉米油、菜籽油、麻油为主，少食动物油脂，尤其是猪油、牛羊油等。

2. 保持少量多餐的进食方式。为维持血糖水平平稳，避免酮症酸中毒发生，孕妇的餐次分配非常重要。每天最好分三大餐和三小餐，特别要避免晚餐与隔天早餐的时间间隔过长。

3. 多摄取纤维含量高的食物。研究表明，膳食纤维具有良好的降低血糖的作用。蔬菜、水果、海藻和豆类等富含膳食纤维的食物，可以缩短食物在胃肠道的排空时间，减轻饥饿感，水果中的果胶能够延缓葡萄糖吸收，使饭后血糖及血清胰岛素水平下降。因此，应适当多摄取高纤维食物，如以糙米或五谷米饭取代白米饭，增加蔬菜和新鲜水果的摄入等。

4. 多摄取维生素含量高的食物。维生素尤其是维生素 B_1、B_2 和烟酸，在糖代谢中起重要作用，因此要注意摄取富含维生素的食物。

5. 严格控制易被体内吸收的单糖。如蔗糖、砂糖、果糖、葡萄糖、冰糖、蜂蜜、麦芽糖及含糖饮料、甜食等。选用全谷类面包或馒头等，同时与一些根茎类蔬菜混合食用，如土豆、芋头、山药等，更有利于控制血糖。由于孕妇早晨的血糖值较高，所以早餐食物的淀粉含量必须要少一些。

6. 保证蛋白质的摄取量。糖耐量受损孕妇的蛋白质分解增加，氮丢失太多，容易发生氮的负平衡。因此，蛋白质的摄入量应该较正常孕妇增多，每天摄入以 100 ～ 110g 为宜，如鸡蛋、牛奶、深红色肉类、鱼类及豆浆、豆腐等黄豆制品，其中动物蛋白质占 1/3。每天最好喝两杯牛奶，以获得足够钙质。但切不可以把牛奶当水喝，这样容易使血糖过高。

7. 控制油脂类食物的摄入。脂肪摄入量每千克体重要小于 1g，同时还应该控制饱和脂肪酸的摄入量。烹调用油以植物油为主，少吃油炸、油煎、油酥及肉皮、肥肉等食物。干果类食物也可以为身体提供较多的植物油，可以适当增加摄入量。

三、糖耐量受损可以加餐吗

少量多餐是糖耐量受损患者饮食的基本原则。首先，糖耐量受损患者如果不安排加餐，每次的进餐量会偏大，导致血糖波动大，容易出现餐后高血糖；其次，糖耐量受损患者及时加餐可避免低血糖反应，尤其是运动量过大时非常容易发生低血糖，甚至危及生命；最后，适当加餐，血糖波动幅度小，避免了血糖忽高忽低的现象。所以糖耐量受损患者可以加餐，但一定要掌握正确的加餐原则。

晚餐后的加餐比上午、下午加餐更重要。因为有的患者晚餐吃得并不是很多，但是第二天空腹血糖会偏高，究其原因是因为半夜低血糖引起的应激性高血糖，即俗称的苏木杰现象。如果糖耐量受损患者空腹血糖偏高，夜间又有低血糖发生，不妨试试睡前加餐。一方面可以避免夜间的低血糖，另一方面可以减轻一部分人因晚餐距离第二天早餐时间长而产生的饥饿感，对防止夜间的低血糖极为有利。加餐说来容易，做起来还是有很多学问的。糖耐量受损患者做到科学加餐才能有效调整血糖，否则会促进血糖进一步升高。那怎样科学加餐呢？

第一，加多少的问题。加餐建立在每天热量一定的基础上，减少正餐量，每餐只吃六七分饱，即感觉吃也行，不吃也不饿的程度。应从正餐中匀出食物作为加餐用，千万不要正餐按照原量食用又再度加餐。每次加餐食物所含热量50～100kal即可。50kal即半根玉米、2勺燕麦片、3个饺子、10粒花生米；100kal即3片苏打饼干、500g带皮西瓜、1根小香蕉。

第二，什么时候加餐的问题。加餐宜选在餐后 2～3 小时。一般而言，餐后两个小时血糖值达到高峰，随后下降，加餐应在下降的时段。一些特殊情况发生时不要拘泥于加餐时间，要及时加餐。运动量过大时，应在运动后少量进餐；发生低血糖反应时，应立即进食，如喝糖水、蜂蜜水或吃饼干等。

第三，加餐吃什么的问题。加餐宜选用牛奶、无糖酸奶、苏打饼干、酱牛肉、烤馒头片、全麦面包、黄瓜、西红柿等。血糖控制较好的患者加餐可以吃含糖量低的水果，如苹果、梨、柚子、橙子、草莓等，但要控制在 100～200g。血糖控制不佳时可以吃黄瓜、西红柿。

第四，哪些食物不宜作为加餐的问题。所谓"无糖食品"实质上是未加蔗糖的食品，其中仍含有大量的碳水化合物，有的还富含脂肪等，故也不能随意吃。我们在临床工作中见过这样的患者，三餐控制不错，但加餐的时候喜欢吃无糖糕点，导致血糖控制并不理想。慎用坚果类食物充饥，如花生米、瓜子、核桃仁、杏仁、松子等，因为坚果类食物富含脂肪，用它们充饥不利于控制一日总热量的摄入。

第五，自制加餐食物的问题。糖耐量受损发病越来越年轻化，很多上班族患者的加餐成为一个问题。其实我们在生活中可自制许多低"血糖生成指数"食物方便上班时间加餐。这些食物不但制作简单，而且食用方便。杂粮小馒头：250g 白面、250g 杂面（玉米面、小米面、莜麦面等）、10g 豆面、两个鸡蛋，用低脂或无糖牛奶和面，起面后分成 10 个或 20

个小馒头再蒸。这样一个小馒头大概一两或半两的重量，不仅富含碳水化合物，还包括膳食纤维、矿物质、优质蛋白质等营养物质，还有很重要的一点是这种小馒头血糖生成指数相比白面低了很多，有利于维持血糖的平稳。

四、糖耐量受损可以吃零食吗

只要懂得如何挑选零食，糖耐量受损患者完全可以享受零食带来的乐趣。糖耐量受损患者挑选零食，首先要明确三个概念：一是不能一概反对吃零食；二是吃零食要讲究营养，不能只图解馋；三是要将零食所含的热量计入每天饮食的总热量中，不能打乱正常进餐习惯，以免影响消化吸收的正常规律。挑选零食遵循三个原则：一是天然、无加工或少加工；二是不会明显升高血糖；三是低糖、低盐、低油脂、无添加剂。无论吃哪种零食，一定要计算所含的热量，然后记得从正餐中扣除，这样才能做到享受和控糖两不误。

综上，我们将市面上常见的零食分为三大类。

1.可以每天吃的零食。①水果。水果富含维生素和纤维素，口味香甜，是糖耐量受损患者可以选择的零食。不过，由于水果糖分含量差别较大，挑选起来要特别注意。可以选择菠萝、火龙果、猕猴桃等含糖量不高的水果；而葡萄、荔枝、龙眼、哈密瓜等水果糖分过高，要慎选。②坚果。坚果兼具了天然、少加工、低糖等特点，因此作为零食是糖耐量受损患者的首选。不过，坚果往往油脂含量高，选择时也要区别对待。大杏仁、腰果、开心果、花生的油脂含量为45%～50%，一天可吃十颗花生米或者七八粒腰果。榛子、核桃、夏威夷果等油脂含量超过 60%，吃起来就更要注意了。

2. 可以偶尔用来解馋的零食：饼干、蛋糕、糖果、酥点、巧克力等，即便打着"无糖"的招牌，也要少吃。另外，不少蛋糕、酥点、饼干等含盐分和油脂较多，对糖耐量受损患者来说不是很适宜。而且这类零食中有些含有反式脂肪酸，会对心血管产生不利影响，所以更要严格控制摄入量。

3. 绝对不能吃的零食：一类是油炸小食品，如薯片、薯条等，这类食品应完全归为垃圾食品。据计算，吃完一桶薯片产生的热量，需要爬 101 层楼或者快走一个半小时才能消耗完。别说是糖耐量受损患者，健康人也应远离。另一类是肉类零食，如肉脯、肉干等。它们不仅油盐多，且往往含有较多防腐剂。

知道了选择什么样的零食，如何吃零食也是一大学问。只要掌握以下简单的方法，就能起到事半功倍的效果。①计算好每天摄入的总热量，在不超过全天总热量的情况下，从正餐中匀出一部分作为加餐。加餐时间为：上午 9：00 ～ 10：00，下午 3：00 ～ 4：00 和晚上睡前 1 小时。②睡前加餐可选择半杯牛奶、1 个鸡蛋或两块豆腐干等高蛋白食品，这些食品能延缓葡萄糖的吸收，对防止夜间低血糖有利。③选择零食建议从"膳食宝塔"的最底层——谷物开始。零食种类不同，加餐量也不同。黄瓜、西红柿等蔬菜类无须限量；水果类如杨桃、猕猴桃和柚子等对血糖影响略小，可在血糖控制平稳的前提下适当吃，不过要少吃香蕉、桂圆等含糖量高的水果，一个苹果可以一天分 2 ～ 3 次吃；米面类如饼干，每次不超过半两；坚果类每天进食不应超过 1 两（带壳的重量）；不建议吃薯片等油炸类食品。

五、糖耐量受损是否需要减餐

有些患者患病后过度恐慌，什么都不敢吃，因为过度控制饮食导致低血糖甚至营养不良，最后免疫力低下引起并发症。糖耐量受损患者没必要过度限制饮食，减餐容易引起血糖的波动，不利于血糖的监测和控制，同时影响胰岛细胞分泌胰岛素，导致胰岛功能受到损伤，这样做对于糖耐量受损来说不仅无利，反而有害。

六、减肥中的饮食误区

许多糖耐量受损的患者伴随着超重甚至是肥胖，平素不节制饮食，嗜食肥甘厚味，对于这些患者我们建议一定要控制饮食，积极减肥，争取将体重降到正常范围。但是许多患者在减肥中存在一定的误区。

1. 不吃早餐

很多人觉得不吃早餐可以减少一天的热量摄入，从而有利于快速降低体重。但事实并非如此，一方面长期不吃早餐容易增加患胆结石、低血糖、营养不良等疾病的概率，而且由于过度饥饿极有可能造成午餐疯狂地进食，这样热量摄入可就要大大超标了；另一方面长期不吃早餐会导致新陈代谢下降，这可是不利于长期减肥的，所以减肥必须要按时吃好早餐。

2. 不吃任何油脂

健康饮食中需要限制油脂的摄入，尤其是控制饱和脂肪酸和反式脂肪酸的摄入，因为饱和脂肪酸和反式脂肪酸更容易让你变胖，而且不利于健康。很多减肥人士谈脂肪色变，整个减肥过程中一滴油都不吃，结果还是没有减肥成功。其实减肥过程中不是不能吃油，而是要吃好油，如以橄榄油、山茶油所含油酸为代表的 ω-9 系列不饱和脂肪酸，以亚麻籽油、紫苏油所含的 α- 亚麻酸为代表的 ω-3 系列不饱和脂肪酸，这些油脂的摄入对心血管的健康与减肥都有积极的影响，所以减肥餐里不妨用这些油脂做沙拉或凉拌菜，每日食用油控制在 25 ～ 30g 之间就可以了。

3. 单一食物减肥

单一食物减肥方法很多，比如苹果减肥法、土豆减肥法、酸奶减肥法、吃肉减肥法等，这些方法比较简单也好坚持，减肥效果比较明显，但是用这些方法减掉的更多的是水分和肌肉而不是脂肪，一旦恢复饮食必然会反弹，甚至比减肥前更胖；而且长期只吃单一食物必然会造成营养不良，损害健康，得不偿失。所以减肥还得合理膳食、营养均衡才行。

4. 深信粗粮饼干

减肥的过程中要多吃粗粮是没错的，但是对于"粗粮饼干"就得擦亮眼睛看清楚了，某些打着"高纤粗粮饼干"的产品只会让你越吃越胖，购买前不妨先看看配料表。有些产品添加了大量的精炼植物油、起酥油、白糖，这些并不能起到减脂的作用。所以选购粗粮饼干的时候一定要看清食品标签，千万不要用这样的饼干代餐或者加餐。

七、进食顺序对糖耐量受损有影响吗

饮食治疗是糖尿病治疗的基础，调整饮食顺序及结构、控制营养素的比例能减轻胰岛的负担。对糖耐量受损患者餐后两小时血糖的控制尤为重要。

膳食纤维不能被人体小肠所吸收，因此富含膳食纤维的食物常被认为是降糖减脂的首选。豆类、富含纤维的谷物类、水果、蔬菜和全麦食物均为膳食纤维的良好来源。李晓华等研究显示先吃菜后吃饭的餐后血糖优于先吃饭后吃菜的餐后血糖。芬兰报告了1项随机对照临床试验，发现与最低水平膳食纤维摄入的患者比较，摄入较多膳食纤维的糖尿病前期患者后来发展为糖尿病的比例下降了62%。桑花燕等研究结果提示先进食蔬菜的餐后血糖及胰岛素水平较先进食馒头的餐后血糖及胰岛素水平低，分析其可能的降糖机制主要有以下几点：①先进食富含膳食纤维的食物（蔬菜），减慢胃排空速度，延缓食糜进入十二指肠的过程，从而延长糖类物质的消化吸收时间；②膳食纤维可以减少肠激素抑胃肽或胰高血糖素的分泌，从而降低餐后血糖；③膳食纤维与食糜形成胶团，包裹消化酶（如 α- 淀粉酶），降低酶活性，从而降低碳水化合物的水解速度及吸收；④通过摄入膳食纤维，可提高小肠内容物黏度，阻止葡萄糖的扩散；⑤膳食纤维可与葡萄糖结合，降低小肠内游离葡萄糖浓度；⑥当人体摄入膳食纤维后，可提高肝脏中与糖分解代谢有关酶的活性，使肝细胞中胰岛素受体数目增多，与胰岛素的结合能力增强，胰岛素分泌增加，提高降低血糖的效果。

蛋白质是人体所需的重要营养物质。报道显示高蛋白饮食可降低人的食欲，减少进食量，乳清蛋白可降低2型糖尿病患者血糖水平。冯筱青等研究显示干预组（给予三餐前乳清蛋白摄入）餐后血糖控制水平优于对照组（三餐前不给予乳清蛋白），考虑可能与乳清蛋白控制食物摄入量和调节葡萄糖代谢有关。有研究表明先进食煮鸡蛋餐后两小时血糖及胰岛素浓度均低于先进食馒头，分析其可能影响血糖的原因有以下几点：①先进食蛋白质消化分解速度慢，血糖上升较慢，即便继续进食碳水化合物也因为蛋白质抑制胃排空的作用，使碳水化合物的消化吸收率减慢，延缓葡萄糖入血的速度，降低餐后血糖。②蛋白质在胃肠道消化产生生物活性肽和氨基酸，这些氨基酸和肽刺激一些胃肠激素的释放，如缩胆囊肽、酪酪肽、肠促胰素抑胃肽和胰高血糖素样肽–1，这些胃肠激素可促进胰岛 β 细胞分泌胰岛素，调节食物摄入量。③蛋白质产生的生物活性肽在近端肠道也可以作为二肽基肽酶 4 的内源性抑制剂，可升高内源性胰高血糖素样肽–1 和葡萄糖依赖性促胰岛素释放多肽的水平，进而刺激胰腺分泌葡萄糖依赖性胰岛素，同时抑制胰高血糖素分泌，使胃排空延迟。

因此，先进食膳食纤维、蛋白质等营养素可有效控制患者餐后血糖水平，此方法简便易行，值得推广。

八、什么是轻食

1. 轻食的概念

"轻食"这一概念最早来自欧美，法国午餐"lunch"；美国快餐店的快餐、简单的食物"snack"都属于"轻食",最典型的就是三明治;还有英国下午茶时提供的饼干、点心、蛋糕、水果等,当地人就餐大多是简便又快捷的,只要满足果腹需求即可。所以"轻食"被认为是一种时尚简约的食物。

之后"轻食"的概念逐渐突破食物的范围,延伸为以制作"轻食"为主的烹饪方式或者以果腹、充饥为目标的饮食行为。以制作"轻食"为主的烹饪方式是指在烹饪时采用绿色蔬菜,用少油、少盐、蒸、煮的方式制作食物。最初从日本百货公司美食街规划区中流传出来,他们在装修轻食区时,考虑尽量少用煤气管线和给水、排水管线,从而催生出这样一种无烟、无油、健康的烹饪理念。像日本的寿司、蒸蛋、各种蔬菜卷的制作都属于"轻食"类烹饪。2014年"轻食"开始流行于中国。各式汤品、和果子、甜甜圈、生菜沙拉也进入了"轻食"的行列。

随着生活水平的提高,人们更多追求的是健康的多样化的饮食。因此低盐、低糖、低脂的"轻食"就是不二选择。某种意义上轻食也是科技的产物,是针对原有食物健康"短板"的配方改善,是对人们健康需求的一种充分满足。在美国,轻食可以是减少了黄油、脂肪的汉堡;在英国,轻食可以是特殊配制之后用烤箱做出的鱼柳和薯条;在东南亚,轻食可以是用椰子油制作的马来咖喱鸡胸;在中国,轻食既可以是传统的养生药膳,也可以是荞麦面条、高纤维面包、低热量的饮料、淡盐少油的炒菜。当然,"轻食"也可以指分量不多的食物,广义来说,稀饭、包子、饺子、春卷、烧卖、水果、蛋糕、饼干等点心零食都可以算是"轻食";现代生活方式中的"下午茶"等可以在非正餐时间享用的少量食物也可以叫作"轻食"。所以说,"轻食"也可以理解为简易、不用花太多时间就能吃饱的食物。

2. 轻食的优点

一方面,作为轻食的食材具有高纤维、高蛋白、高钙、富含不饱和脂肪酸以及低热量、低脂肪等特点,是既简单又健康、既均衡又适量,更符合现代人生活需要的健康饮食。而且,这种低盐、低糖、低脂的食物可以降低能量的摄入,对于维持体重和身体健康非常重要。另一方面,"轻食"不需要用复杂的烹饪方式和过多的调味料,可以保存食物原有的营养价值。我国传统的烹饪方法,在经过长时间或高温烹调以后,蔬菜瓜果中的一些有益物质如花青素、维生素 C 等往往会流失一部分。而轻食采用的方法恰恰可以避免这种问题,能够让我们最大限度地摄取食物中的营养物质。因此,正常人选择轻食,可以预防疾病,使身体更加健康;减肥者选择轻食,可以摒除饥饿的痛苦和节食的单一性,在满足口腹之欲的同时又能减轻体重;超重、肥胖以及患有心血管疾病、高脂血症、糖尿病、高血压的人群选择轻食,则可以有效控制脂肪、糖、盐的摄入,对于控制病情发展有一定的益处。

3. 轻食的选择

对于一顿饭来讲,主食是必不可少的。可以选用少量粗粮作为主食,比如藜麦、燕麦、荞麦、绿豆、玉米、薯类等,这些粗粮中富含纤维、矿物质、B 族维生素,有益健康;食用适量新鲜的蔬菜,比如蘑菇、胡萝卜、红甜椒、甘蓝菜、西红柿等,其色彩丰富、营养含量较高,富含的膳食纤维还可增加饱腹感；对于肉的选择，建议多用深海鱼肉、鸡胸肉、瘦牛肉、虾仁等，因为这些食物脂肪含量低，且富含蛋白质和铁元素；水果建议选用苹果、橙子、猕猴桃，也可选择各种浆果。另外，还可适量搭配酸奶、奶酪、坚果等。

随着现代生活节奏的不断加快，对大部分上班族来说，一般早餐吃得很随意，午餐又容易吃得很油腻，晚餐也少有人能够每天下厨。所以，建议大家采用轻食作为晚餐，既能弥补早餐和午餐少吃新鲜蔬果的遗憾，也不容易导致肥胖。对于减肥健身的人来说，可以选择每天吃一顿轻食。

4. 轻食的误区

轻食可不是素食，不是只有蔬菜和水果。"轻食"不是一种标准化的食物，而是一种概念。轻的不是餐品的分量，而是食用者的无负担、无压力、更营养、更健康。

九、如何判断食物热量高低

掌握四个基本规律：

1. 食物中的水分含量越大，热量值越低。反之，干货越多，热量值越高。举个例子，不同蔬菜相比，水分大的蔬菜热量最低，比如冬瓜、黄瓜、生菜等，热量只有 $10 \sim 20$ kal/100g。相比而言，甜豌豆、豆角等也算高水分食物，但"干货"略多一些，热量就到了 $30 \sim 50$ kal/100g；含有淀粉的土豆、山药之类，热量就更高了，能到 $60 \sim 80$ kal/100g。

2. 对水果、蔬菜、果汁、甜饮料等食物来说，碳水化合物越高，热量越高。这类食物中通常脂肪含量很低（榴莲和牛油果例外），蛋白质也很低。它们的主要热量来源是碳水化合物（包括糖和淀粉），特别是糖。所以，同样一种水果，比较甜的品种就比不甜的品种热量高。

3. 在"干货"总量差不多的情况下，脂肪含量越高，热量值越高。因为 1g 蛋白质或淀粉或糖的热量是 4kal，而 1g 脂肪是 9kal，所以在"干货"数量大致相当的情况下，脂肪的比例越大，热量值就越高。比如说，同样是含水量很低的完整植物种子，每 100g 中红小豆的热量是 324kal，黄豆是 390kal，生花生是 574kal，因为它们三者的脂肪含量分别为 0.6%、16% 和 44%。

4. 在标注热量值相同的情况下，消化吸收率越高，热量就越高。食物中的膳食纤维会延缓消化吸收速度，抗性淀粉也不容易消化吸收。但是，抗性淀粉往往也被算在热量值中。抗性淀粉很难在小肠中消化，会直接进入大肠，成为大肠中有益细菌的"粮食"，产生有利于健康的"短链脂肪酸"。天然的全谷杂粮、淀粉豆类、薯类，都有一部分的"抗性淀粉"。但是，经过精加工，去掉了膳食纤维的食物，消化吸收率通常都会很高，比如米饭、馒头、饼干、面包等。

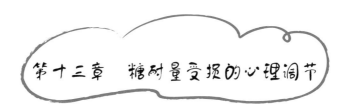

第十三章　糖耐量受损的心理调节

一、心理调节的原则

心理调节（mental adjustment）指用心理技巧改变个体的心理状态。学会心理调节对适应社会发展、保持身心健康是至关重要的。因为情绪活动是心理刺激中对健康影响最大、作用最强的部分。人的任何活动都以情绪为背景，伴有情绪色彩。因此我们要注意培养健康的情绪。心理调节有十项基本原则：①具有充分的适应力；②能充分地了解自己，并对自己的能力做出适度的评价；③生活的目标切合实际；④不脱离现实环境；⑤能保持人格的完整与和谐；⑥善于从经验中学习；⑦能保持良好的人际关系；⑧能适度地发泄情绪和控制情绪；⑨在不违背集体利益的前提下，能有限度地发挥个性；⑩在不违背社会规范的前提下，能恰当地满足个人的基本需求。

二、糖耐量受损如何进行心理调节

心理调节对改善糖耐量受损也具有重要的作用。糖耐量受损者要保持积极平和的心态，防止因情绪波动对血糖造成影响。

具体方法有：①暗示调节。心理学研究表明，暗示作用对人的心理活动和行为具有显著的影响，内部语言可以引起或抑制不好的心理和行为。自我暗示即通过内部语言来提醒和安慰自己，如提醒自己不要灰心，不要着急等，以此来缓解心理压力，调节不良情绪。暗示是一种正常的心理现象，人群中约有 1/3 的人有较强的暗示和自我暗示效应，他们容易无条件、非理性地接受一些观念和说法。②放松调节。用放松的方法来调节因挫折所引起的紧张不安感。放松调节是通过对身体各部主要肌肉的系统放松练习，抑制伴随紧张而产生的血压升高、头痛以及手脚冒汗等生理反应，从而减轻心理上的压力，缓解紧张、焦虑情绪。③呼吸调节。这也是情绪调节的一种方法，通过某种特定的呼吸方法，来解除精神紧张、压抑、焦虑和急躁等。比如，紧张时，采用深呼吸的方法可减缓紧张感。平时也可以到空气新鲜的大自然中去做呼吸训练，使情绪得到良好调节。④想象调节。受挫心理调节能力并非要等到受挫后再来培养，而是在平时就要训练。想象调节是指在想象中，对现实生活中的挫折情况和使自己感到紧张、焦虑的事件的预演，学会在想象的情境中放松自己，并使之迁移，从而达到能在真实的挫折情境和紧张场合中对付各种不良情绪反应的目的。想象的基本做法是首先学会有效的放松，其次把挫折和紧张事件按紧张的等级从低到高排列出来，制成等级表，然后由低向高进行想象训练，就能达到情绪改善的效果。

对于女性而言，其心理调节方法还有：①自我合理宣泄。合理宣泄可以包括倾诉、痛哭和写日记，此外还有唱歌、吟诵、弹奏、绘画、书法等形式。②自我情志转移。遇到不愉快的事情时，有意识地把注意力转移到自己平时感兴趣和喜欢做的事情上。③自我理性升华。一个人有了远大的理想，就会有高尚的情操、坦荡的胸怀和美好的追求。这样的人无论现实生活何等艰难，所处的环境何等险恶，他们的精神世界始终是充实的，这也正是人的希望之所在。④自我适度让步。"退一步天地宽，让一招前途广"。适度让步可以使自己在心理上获得解脱，缓解矛盾，减轻精神压力和心理负担，对心理健康益处很大。⑤自我遗忘。一件事已经过去了，无论做得对不对、合适不合适，都不要再想它了，特别是不愉快的事，更不要长时间地回忆。⑥自我解脱。自我解脱的目的就是维护自己的自尊心和自信心，求得心理平衡，也叫"酸葡萄法"。只要"酸"不过度，对于自我调整心态还是有帮助的。

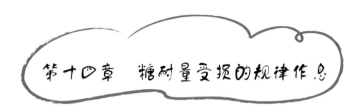

第十四章 糖耐量受损的规律作息

一、规律作息的好处

1. 有效提高身体的免疫力

养成规律作息的习惯可以提高身体的免疫力。作息规律、睡眠质量较好的人血液中的 T 淋巴细胞和 B 淋巴细胞均明显高于作息不规律、睡眠质量差的人。这两种淋巴细胞是人体内免疫功能的主力军。良好的作息能够让机体得到充分的修复，降低患病风险。

2. 提高工作效率

规律的作息使大脑得到了充分休息，使我们头脑清晰，思维敏捷，能够高效地处理日常的学习工作，起到事半功倍的效果。相反作息不规律会让人一天都昏昏沉沉，处理事情感到提不起精神，效率自然下降。

3. 促进心理健康

规律的作息对人体的诸多重要功能都有帮助，尤其可以缓解焦虑，对人的心理健康有促进作用。一个早睡早起的人往往能够高效地开始一天的学习工作，也能更好地面对一天的压力，而作息不规律的人往往会出现易怒、烦躁，整日闷闷不乐的状态，无法调节自己的身心健康，陷入恶性循环的境地。

二、糖耐量受损如何规律作息

规律的作息对我们的健康非常有好处，可以让你精力充沛。反之就会引起各种各样的疾病，在这个时候，就应该制定出一个合理的作息时间表，用来好好地工作和休息，只有做到劳逸结合，才有益于身体健康。

第一，要明确规律作息的种种好处，规律作息可以让你精神焕发，精力充沛等。第二，调整生活作息到规律的状态指调整到一个健康规律的状态，而不是只要规律就可以了。第三，每天坚持固定的时间上床睡觉，当然也要坚持每天早起，在保证充足睡眠的同时不断强化自己早睡早起的生物钟，养成健康的作息规律。第四，睡觉之前尽量避免胡思乱想，很多人喜欢在睡觉之前想事情，觉得这个时候思路比其他时间要清晰，但是睡觉之前想事情会给大脑太多的信息，与你想要的良好的睡眠质量背道而驰。第五，每天要确保睡眠环境良好，睡觉之前最好将卧室的窗帘拉上，窗帘最好是厚的，可以阻挡夜晚的灯光、月光。睡觉的时候要将全部的光源关掉，让自己处于一个安静的、黑暗的环境中，这样才可以让你睡一个好觉。睡眠质量提高了，早上自然会按时起床。第六，对于床上用品的选择一定要认真，要选购一些舒适的床上用品，这也是保障睡眠质量的重要环节，有些人每天睡很长时间但还是精神萎靡，很可能是因为床上用品不舒服，导致睡眠质量不好。第七，提高工作效率，用最少的时间做最多的工作，尽量在工作时间内将全部工作完成，不要将工作带回家，避免熬夜加班，以免破坏已经养成的生物钟。

三、什么是自主自律的健康生活

健康是促进人的全面发展的必然要求，是经济社会发展的基础条件。国民健康长寿，是国家富强、民族振兴的重要标志。《健康中国 2030 规划纲要》特别指出"塑造自主自律的健康行为，引导合理膳食，开展控烟限酒，促进心理健康，减少不安全性行为和毒品危害"。

1. 引导合理膳食

全民普及膳食营养健康知识，指导不同人群（如儿童、青少年、孕妇、老年人等）合理使用膳食指南，引导居民形成科学的膳食习惯，推进健康饮食文化建设。建立健全居民营养监测，对重点地区、重点人群实施营养干预，加大对微量营养素、油脂、食盐的适量摄入等相关健康知识和技能的普及，逐步解决居民营养不足与过剩并存的问题。建立临床营养工作体系，实施临床营养干预。到 2030 年，居民营养知识素养水平明显提高，居民超重、肥胖的增长速度明显放缓，人均每日食盐摄入量降低。

2. 开展控烟限酒

全面推进控烟履约，逐步实施控烟立法，加大控烟力度。全面推进公共场所禁烟工作，积极推进无烟环境建设，到 2030 年，实现公共场所全面禁烟。深入开展控烟宣传教育，针对青少年加大控烟健康教育力度。强化和完善戒烟服务，加强戒烟门诊服务，配备专门诊室、诊疗设备、药品储备等硬件设施和专业提供戒烟服务的医务人员。宣传推广 12320 热线，提供戒烟干预服务，逐步提高其公信力和影响力。到 2030 年，15 岁以上人群吸烟率降低到 20%。加强限酒健康教育，加大对酒精过度使用和酗酒危害的健康教育。对酒精使用造成相关疾病的个人及其家庭提供预防和治疗干预措施。

3. 促进心理健康

加强心理健康服务体系建设和规范化管理。加大居民心理健康科普宣传力度，提升心理健康素养。加强对抑郁症、焦虑症等常见精神障碍和心理疾病的干预，加大对儿童、青少年、老年人等重点人群和特殊职业人群心理问题的早期发现和及时干预力度。加强严重精神障碍患者报告登记和救治救助管理，实现县级精神科（门诊）全覆盖。全面推进精神障碍社区康复服务，鼓励和引导社会力量提供心理健康服务。提高突发事件心理危机的干预能力和水平。到 2030 年，重点人群心理健康问题得到关注和及时疏导，常见精神障碍防治和心理行为问题识别干预水平显著提高，实现精神障碍社区康复全覆盖。

4. 减少不安全性行为和毒品危害

强化社会综合治理，以青少年、育龄妇女、流动人口及性传播风险高危人群为重点，开展性健康、性道德和性安全的宣传教育和干预，减少意外妊娠、性病和艾滋病等疾病的传播。加强有关毒品危害、应对措施和治疗途径等相关知识的宣传，加大毒品预防教育进校园、进课堂的力度。加强戒毒医疗服务体系建设，帮助吸毒人员减轻毒品依赖、促进身心康复。加强戒毒药物维持治疗与强制隔离戒毒、社区戒毒康复的衔接，进一步扩大维持治疗工作覆盖面，建立集生理脱毒、心理康复、就业扶持、回归社区于一体的戒毒康复模式，最大限度减少毒品的社会危害。

扫码查看参考文献

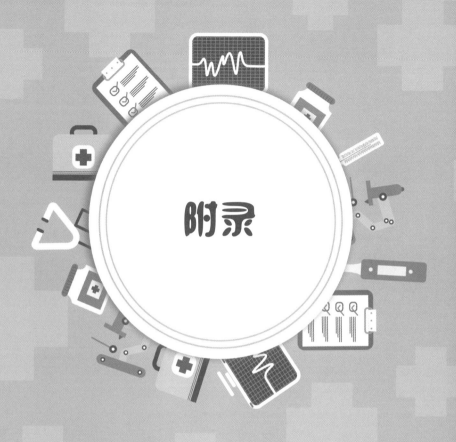

附录

一、常用体质指数

1. 身体质量指数（body mass index，BMI）

BMI 是国际上常用的衡量人体肥胖程度和是否健康的重要标准，主要用于统计分析。肥胖程度的判断不能采用体重的绝对值，因其与身高有关。而 BMI 可以通过人体体重和身高两个数值获得相对客观的参数，并用这个参数所处范围衡量身体质量。

BMI= 体重 / 身高的平方（国际单位 kg/ ㎡）

理想 BMI（18.5 ～ 23.9）= 体重（kg）/ 身高的平方（㎡），根据 WHO 的标准，亚洲人的 BMI 若高于 22.9 属于超重。亚洲人和欧美人属于不同人种，WHO 的标准不是非常适合中国人的情况，为此制定了中国参考标准：

表 7　BMI 的分类及参考标准

BMI 分类	WHO 标准	亚洲标准	中国参考标准	相关疾病发病的危险性
偏瘦	＜ 18.5	＜ 18.5	＜ 18.5	低（但其他疾病危险性增加）
正常	18.5 ～ 24.9	18.5 ～ 22.9	18.5 ～ 23.9	平均水平
超重	≥ 25	≥ 23	≥ 24	
偏胖	25.0 ～ 29.9	23 ～ 24.9	24 ～ 26.9	增加
肥胖	30.0 ～ 34.9	25 ～ 29.9	27 ～ 29.9	中度增加

BMI 分类	WHO 标准	亚洲标准	中国参考标准	相关疾病发病的危险性
重度肥胖	35.0 ~ 39.9	≥ 30	≥ 30	严重增加
极重度肥胖	≥ 40.0			非常严重增加

2.腰臀比（Waist-to-Hip ratio，WHR）

WHR 是腰围和臀围的比值，是判定中心性肥胖的重要指标，对于评价女性吸引力具有重要意义。

腰围（waist circumference，M62）：经脐部中心的水平围长，或肋最低点与髂嵴上缘两水平线间中点线的围长，用软尺测量，在呼气之末、吸气未开始时测量。

臀围（hip circumference）：臀部向后最突出部位的水平围长，用软尺测量。

生理或医学意义：当男性 WHR > 0.9，女性 WHR > 0.8，可诊断为中心性肥胖。但其分界值随年龄、性别、人种不同而异。

二、常用化验数据及换算

表8 常用实验室检查数据及换算

项目	新制单位参考值	旧制单位参考值	换算系数（新→旧）	换算系数（旧→新）
空腹血糖（FPG）	3.61 ~ 6.11mmol/L	65 ~ 110mg/dL	18	0.05551

项目	新制单位参考值	旧制单位参考值	换算系数（新→旧）	换算系数（旧→新）
三酰甘油（TG）	0.56 ～ 1.70mmol/L	50 ～ 150mg/dL	88.57	0.01129
总胆固醇（TC）	2.84 ～ 5.68mmol/L	110 ～ 220mg/dL	8.67	0.02586
高密度脂蛋白胆固醇（HDL-C）	1.14 ～ 1.76mmol/L	44 ～ 68mg/dL	38.67	0.02586
低密度脂蛋白胆固醇（LDL-C）	2.10 ～ 3.10mmol/L	80 ～ 120mg/dL	38.67	0.02586
钾（K^+）	3.5 ～ 5.5mmol/L	3.5 ～ 5.5mEq/L	1	1
钠（Na^+）	135 ～ 145mmol/L	135 ～ 145mEq/L	1	1
氯（Cl^-）	96 ～ 106mmol/L	96 ～ 106mEq/L	1	1
钙（Ca^{2+}）	2.12 ～ 2.75mmol/L	8.5 ～ 11mg/dL	4.008	0.2495
磷（P）	0.97 ～ 1.62mmol/L	3 ～ 5mg/dL	3.097	0.3229
尿素氮（BUN）	3.6 ～ 14.2mmol/L	5 ～ 20mg/dL	1.401	0.714
肌酐（Cr）	44 ～ 133μmol/L	0.5 ～ 1.5mg/dL	0.01131	88.402
尿酸（UA）	150 ～ 420μmol/L	2.5 ～ 7.0mg/dL	0.0131	59.49
二氧化碳结合力（CO_2CP）	22 ～ 28mmol/L	50 ～ 62vol%	2.226	0.4492

项目	新制单位参考值	旧制单位参考值	换算系数（新→旧）	换算系数（旧→新）
收缩压（SBP）	90～140mmHg	12.0～18.7kPa	0.133	7.5
舒张压（DBP）	60～90mmHg	8.0～12.0kPa	0.133	7.5
总胆红素（T-Bil）	3.4～20μmol/L	0.2～1.2mg/dL	0.05847	17.1
直接胆红素（D-Bil）	0～7μmol/L	0～0.4mg/dL	0.05847	17.1
血清总蛋白（TP）	60～80g/L	6.0～8.0g/dL	0.1	10
血清白蛋白（ALB）	40～55g/L	4.0～5.5g/dL	0.1	10
血清球蛋白（GLO）	20～30g/L	2.0～3.0g/dL	0.1	10
谷丙转氨酶（ALT，GPT）	0～40U/L	＜120U（改良金氏法）		
谷草转氨酶（AST，GOT）	0～40U/L	＜120U（改良金氏法）		
碱性磷酸酶（ALP，AKP）	40～160U/L			
胰岛素	27.9～83.6pmol/L	4～12μU/mL	0.144	6.965

糖耐量受损中西医防治问答

136

项目	新制单位参考值	旧制单位参考值	换算系数（新→旧）	换算系数（旧→新）
C 肽	0.3 ～ 1.3nmol/L	0.9 ～ 3.9ng/mL	3.000	0.333
糖化血清蛋白（GSP）	1.08 ～ 2.1mol/L			
糖化白蛋白值（GA）	11.0% ～ 16.0%			
糖化血红蛋白（HbA1C）	4.0% ～ 6.0%